AF784132

Bartrow

Starke Schultern

Thieme QUALITÄTS-GARANTIE

Liebe Leserin, lieber Leser,

wenn es um die eigene Gesundheit geht, darf man nichts dem Zufall überlassen. »Für eine bessere Medizin und mehr Gesundheit im Leben«: So lautet das Qualitätsversprechen der Marke Thieme. Ärztlich Tätige, Pflegekräfte, Physiotherapeuten oder Hebammen – sie alle verlassen sich darauf, dass sie von Thieme, dem führenden Anbieter von medizinischen Fachinformationen und Services, die entscheidenden Informationen zur richtigen Zeit am richtigen Ort bekommen. So können sie die Menschen, die sich ihnen anvertrauen, bestmöglich unterstützen. Auch Sie können sich auf die TRIAS Ratgeber mit dem Thieme Qualitätssiegel verlassen! Diese Informationsangebote helfen Ihnen dabei, die richtigen Entscheidungen zu treffen, wenn es um Ihre Gesundheit geht, selbst daran mitzuwirken, gesund zu werden, sich gesund zu erhalten oder das Fortschreiten einer Erkrankung zu vermeiden. Mit einem TRIAS Titel aus dem Hause Thieme überlassen Sie Ihre Gesundheit nicht dem Zufall!

Ihr TRIAS Team

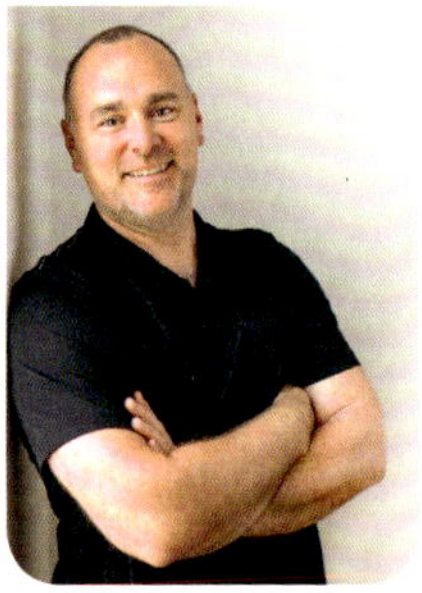

Kay Bartrow ist Erfolgsautor, renommierter Physiotherapeut, Lehrbeauftragter und Berater im Profisport. Seine Erfolgstitel »Übeltäter Kiefergelenk«, »Blackroll« und »Schwachstelle Knie«, die alle bei TRIAS erschienen sind, helfen vielen Menschen, körper- und gesundheitsbewusster zu trainieren. »Egal, was wir tun, die Schulter ist fast immer beteiligt und belastet – ob wir nun eine Einkaufstasche tragen, Sport treiben oder am Schreibtisch sitzen«, schreibt Kay Bartrow. Daher ist es so wichtig, dass Ihre Schulter keine Probleme bereitet. Wie Sie Ihre Beschwerden in den Griff bekommen können, erfahren Sie in diesem Buch.

Kay Bartrow

Starke Schulter

Schmerzfrei und beweglich: gezielt üben bei Kalkschulter, Frozen Shoulder, Impingement-Syndrom & Co.

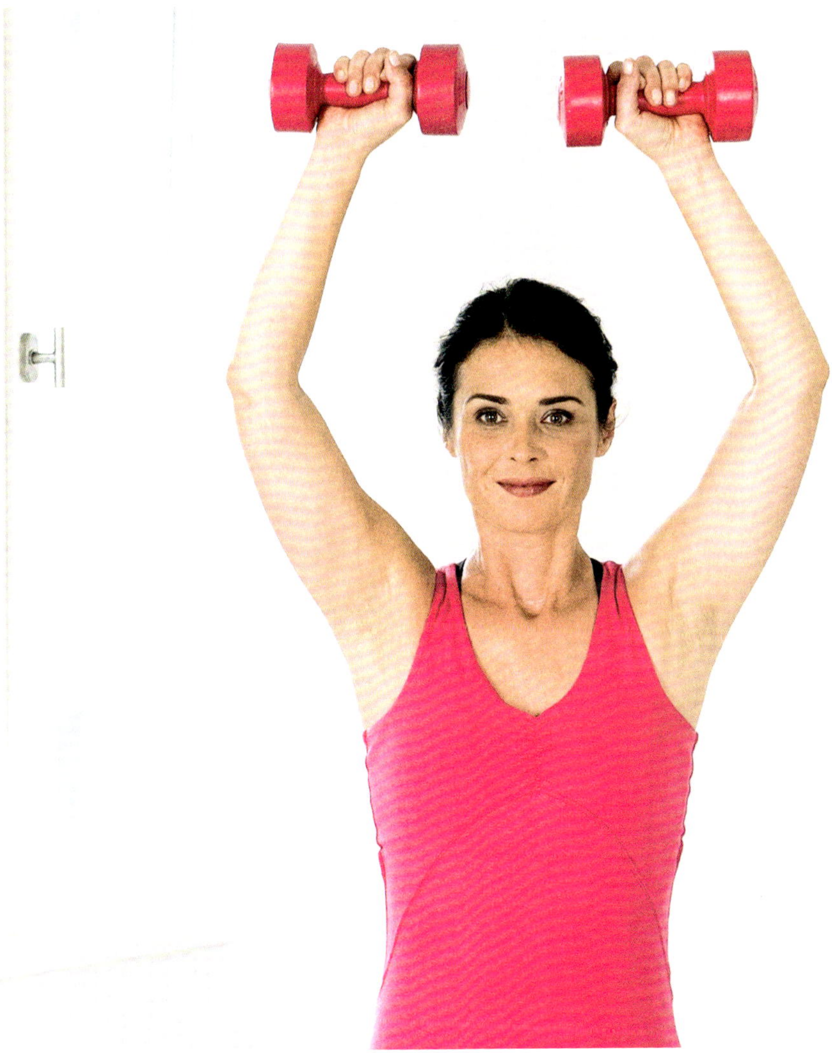

TRIAS

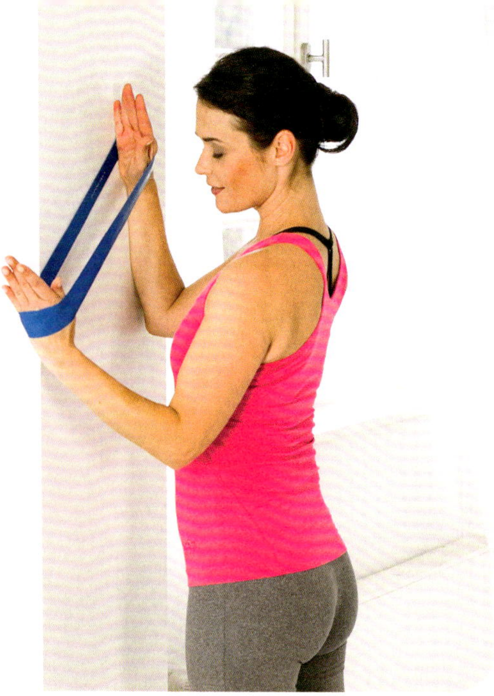

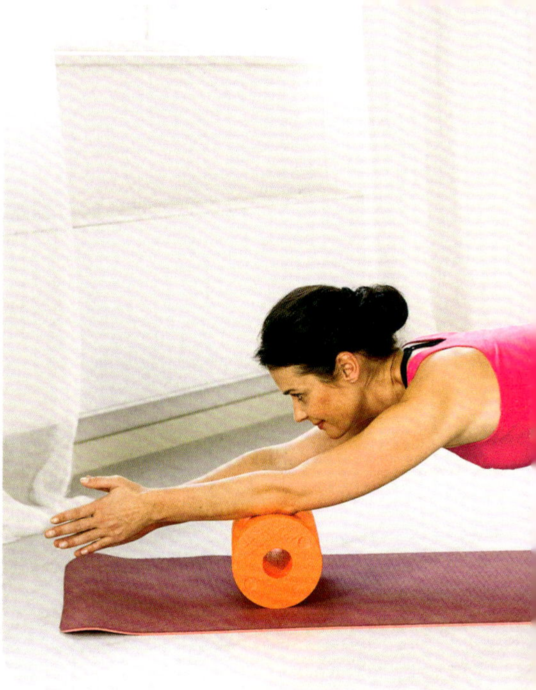

Exkurse

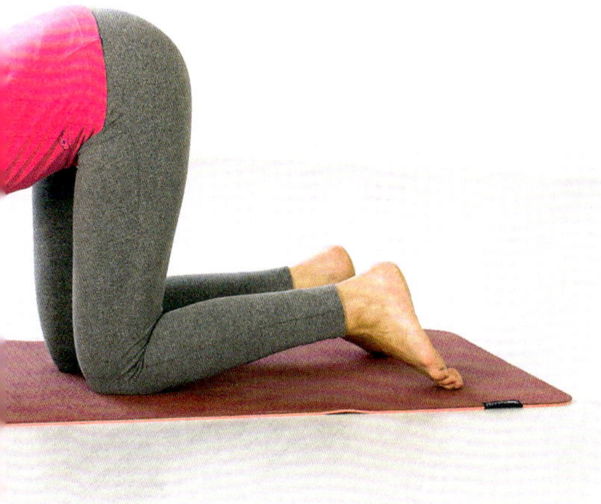

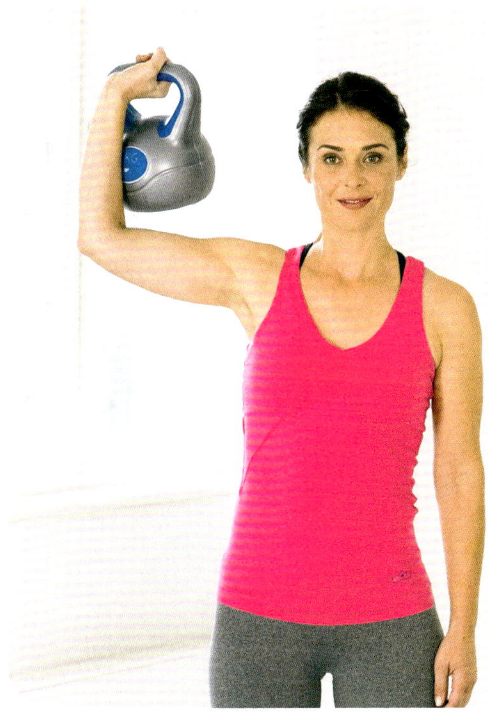

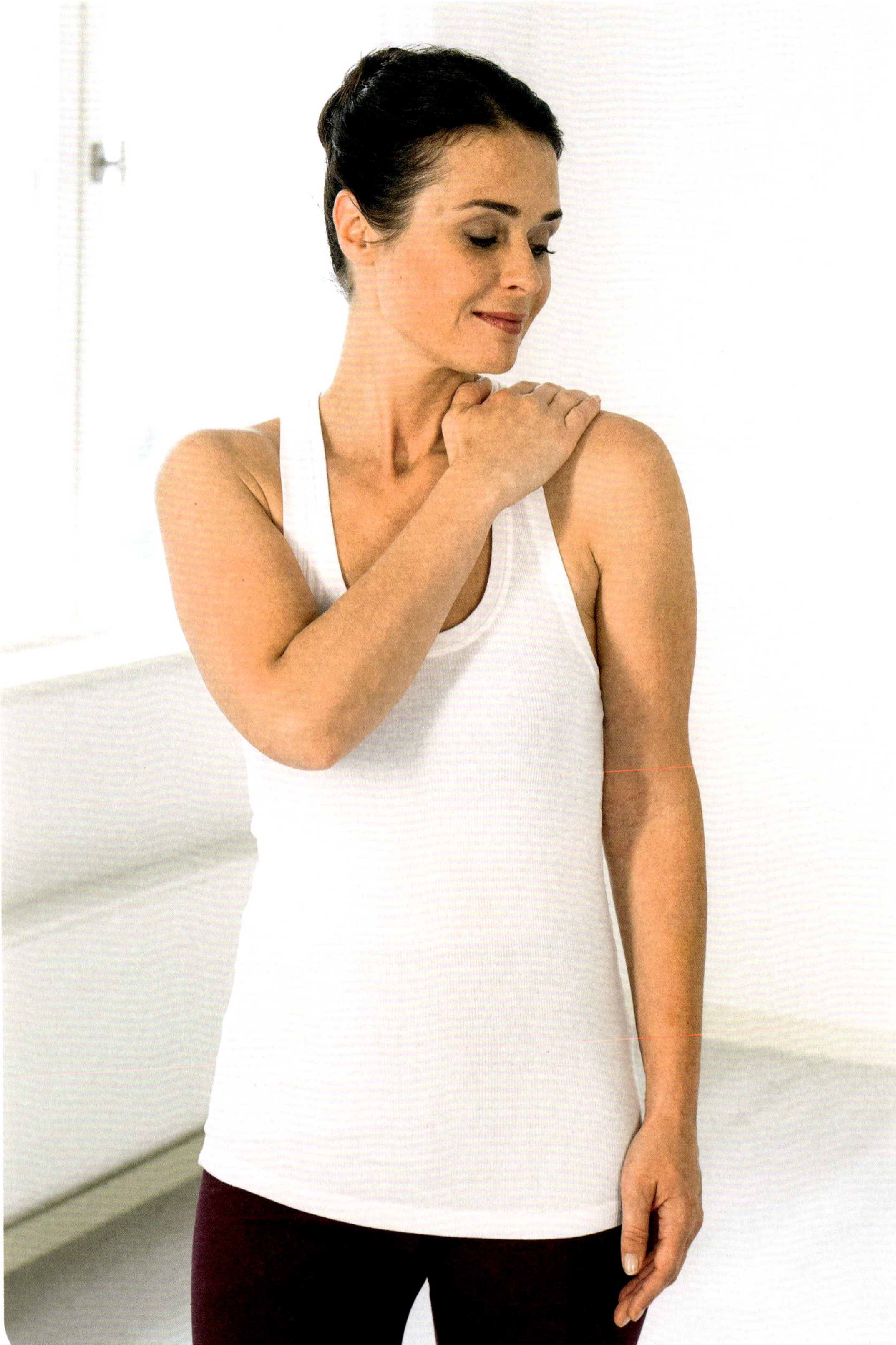

Liebe Leserin, lieber Leser,

der Schulterkomplex besteht aus fünf Gelenken, mehr als 20 Muskeln, drei großen Schulter-Arm-Nerven, einer komplexen Gelenkkapsel und einem Knorpelüberzug an jedem der beiden Gelenkpartner. Wie immer, wenn viele Strukturen auf engstem Raum zusammenarbeiten müssen, besteht die Gefahr von Funktionsstörungen, Verletzung und Abnutzung. Die Schulter ist ein stark geforderter und genutzter Körperbereich in Alltag und Sport, sie ist an allen Armbewegungen beteiligt und die bewegliche Verbindung zwischen Armen und dem Rumpf.

So verwundert es nicht, dass die Schulter häufig eine Hauptrolle in Therapiesitzungen und im aktiven Trainingsgeschehen einnimmt. So vielseitig die Verletzungen und Funktionsstörungen sind, so vielseitig sind auch die Möglichkeiten, dagegen anzugehen.

Um eine dauerhafte Verbesserung zu erreichen, ist Aufklärung in vielen Bereichen erforderlich. Von der Information über einen Test zur Behandlung und Therapie bis zu einem umfassenden Übungs- und Trainingsprogramm liegt viel Arbeit vor uns. Informationen über die Funktionen und Fehlfunktionen des Schulterkomplexes und mögliche Verletzungen sind die Basis für ein besseres Verständnis der eigenen Körperlichkeit. Dann müssen diese neuen Erkenntnisse in den Alltag umgesetzt werden – und das ist zugegebenermaßen immer der schwierigste Teil.

So folgen meine Bücher auch immer diesem Aufbau. Ein Informationsteil vermittelt das nötige Wissen und Verständnis. Dann kommt eine Testreihe, um die Schwachstelle zu finden, gefolgt von umsetzbaren Übungen und Tipps für den Alltag. Diesem Muster folge ich auch mit diesem Schulterratgeber.

Lassen Sie sich von der Übungsauswahl dieses Buches inspirieren und basteln Sie sich Ihr eigenes Trainingsprogramm.

Allzeit eine sportliche Gesundheit wünscht Ihnen

Kay Bartrow
Balingen, April 2018

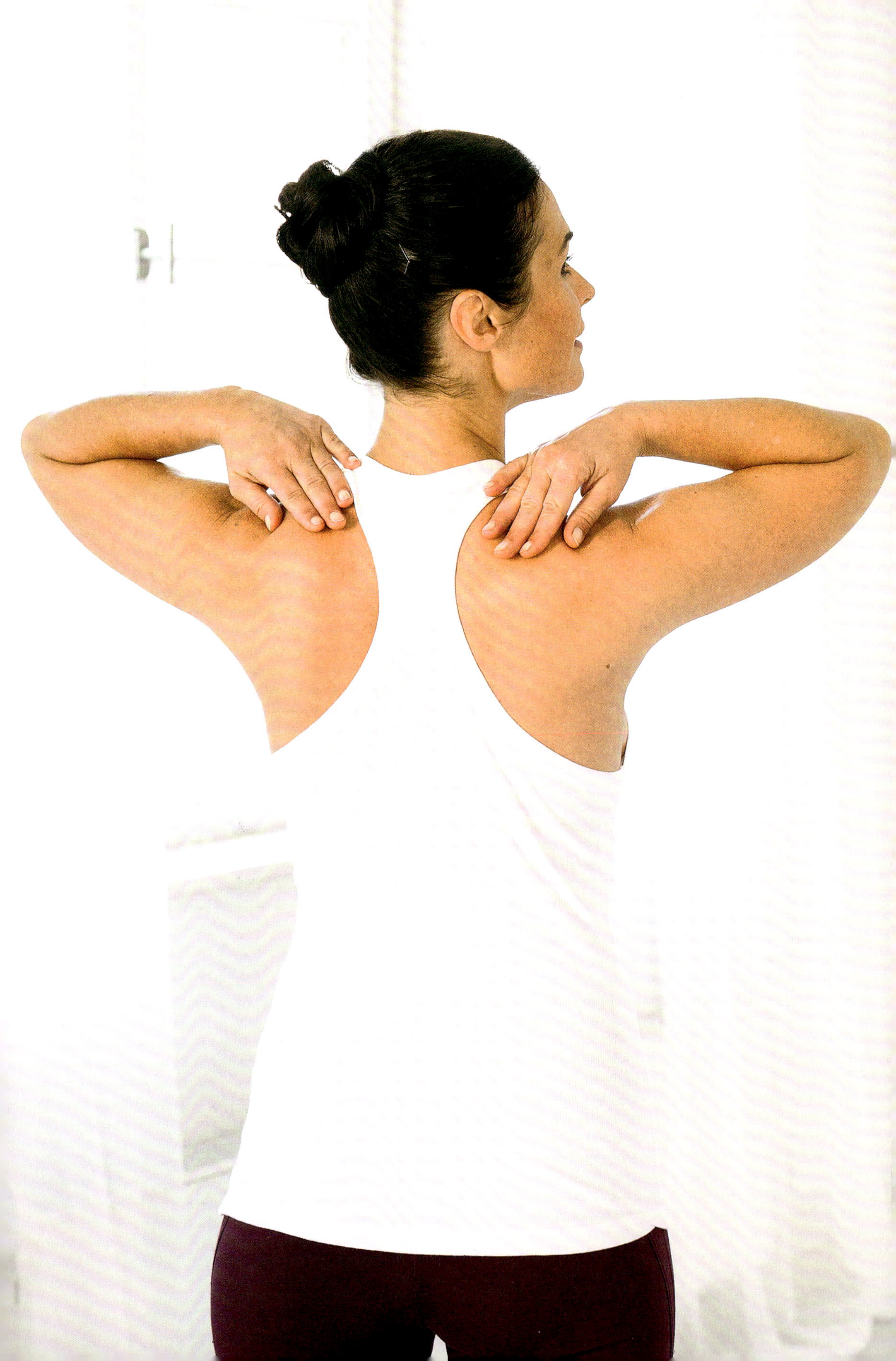

Was ist los in Ihrer Schulter?

Warum haben wir so häufig Beschwerden im Schulterbereich? Was kann man tun, um diese loszuwerden?

Die Schulter in Alltag und Sport

Egal, was wir tun, die Schulter ist fast immer beteiligt und belastet – ob wir nun eine Einkaufstasche tragen, Sport treiben oder am Schreibtisch sitzen.

Die »Schulter« stellt den höchsten Teil der vorderen Gliedmaßen (der Arme) dar und wird nicht selten benutzt, um – wortgetreu – »schwere Lasten zu schultern«. An breite Schultern lehnt man sich auch gerne an oder es gefällt uns, wenn jemand seine Arme um unsere Schultern legt. Die Metaphern rund um die Schulter sind vielfältig und begegnen uns immer wieder im Alltag. Genauso fortwährend brauchen wir unsere Schultern – tagein, tagaus, für unzählige kleine und große Bewegungen. Treiben Sie Sport (was unbedingt wünschenswert ist!), potenziert sich die Belastung für die Schultern, besonders bei Ballsportarten oder anderen körperlichen Betätigungen, bei denen mit den Armen schnelle und kraftvolle Bewegungen ausgeführt werden müssen.

Schulterbeschwerden gehören darum zu den häufigsten Problemen, mit denen Patienten in meine Physiotherapie-Praxis kommen. Abgesehen von großen und ernsthaften Verletzungen treten in Alltag und Freizeit häufig eher kleinere Verletzungen (sogenannte Mikrotraumata) durch Überlastungen und Alterserscheinungen (sogenannte Degeneration) auf. Diese haben ihren Ursprung meist in übermäßigem Gebrauch beziehungsweise den daraus entstehenden Mikrotraumata. Darunter sind auch kleinste Verletzungen, die häufig im sogenannten »weißen« Gewebe vorkommen. Dazu zählen vor allem Faszien, Bänder und Gelenkkapseln. Diese Verletzungen kommen im Alltag recht häufig vor, benötigen ungünstigerweise aber eine gewisse Heilungsdauer. Meist holt man sich diese Verletzungen durch eine schnelle, ruckartige oder übermäßig große und ungewohnte Bewegung, wie z. B. dem schnellen Auffangen eines fallenden Gegenstandes. Auch bei langen und ungewohnten Belastungen wie z. B. »Über-Kopf-Arbeiten« sind die Strukturen der Schulterregion gefährdet und nicht selten treten dabei auch Mikrotraumata auf.

Was tun bei Schmerz?

Schmerz ist ein Warnsignal, das unseren Körper vor drohender oder bereits erlittener Verletzung schützen soll. Wenn wir einen Schmerz wahrnehmen, ist die Verletzung (auch kleinere Mikrotraumata) meist schon passiert. Der Schaden ist also bereits da, doch der Schmerz hindert uns, ihn durch weitere Betätigung zu verschlimmern. Wir sollten uns in solchen Situationen vor Überlastungen und damit auch vor weiteren möglichen Schädigungen in Acht nehmen. Es ist also wichtig, auf Schmerzen richtig zu reagieren.

Treten Schmerzen bei einer bestimmten Belastung auf, tun Sie gut daran, diese Belastung vorübergehend zu unterlassen. Empfinden Sie einen Schmerz bei bestimmten Bewegungen, sollten Sie diese Bewegung vorübergehend vermeiden oder zumindest auf eine andere Art und Weise durchführen (bestenfalls ohne Schmerz). Wenn Sie bereits einen akuten Schmerz bei Belastungen oder Bewegungen wahrnehmen können, ist entweder schon etwas kaputtgegangen oder es ist kurz davor kaputtzugehen. Achten Sie auf diese Warnsignale und nehmen Sie gegebenenfalls therapeutische oder ärztliche Hilfe in Anspruch, um Schlimmeres zu vermeiden. Unser Körper kann verletztes Gewebe heilen und kann lernen, Funktionsstörungen zu beheben. Alles, was er dazu braucht, ist ein entsprechendes Maß an Zuwendung und Hilfe: zunächst in Form von Entlastung bei bestimmten Arbeiten und später durch spezielle Übungen zur aktiven Regeneration.

Den Körper austricksen – Schmerzen erträglicher machen

Da Schmerzen Empfindungen sind, die mithilfe unserer Sinneszellen – Rezeptoren in Haut, Faszien und Muskeln – wahrgenommen werden, ergibt sich daraus auch eine Möglichkeit der Beeinflussung von Schmerzen. Schmerzen sind nicht die einzige Sinnesleistung unseres Nervensystems. Neben der Schmerzwahrnehmung ist es auch für andere Empfindungen und Sinneseindrücke zuständig. Dazu gehören das Empfinden und Wahrnehmen von Berührungen (mechanische Reize wie z. B. Druck oder auch Zug), das Wahrnehmen von Bewegungen und letztlich auch das Fühlen und Wahrnehmen von Temperaturunterschieden (thermische Reize wie kalt oder warm).

Unser Körper kann nicht alle Reize (Schmerz, Berührung, Bewegung, Temperatur) gleichzeitig und im selben Maß empfinden. Genau darin liegt eine sehr gute und einfache Möglichkeit, die Wahrnehmung für Schmerzreize zu reduzieren, indem die Wahrnehmung gezielt auf andere Empfindungen fokussiert wird. Werden unserem Körper z. B. verstärkt mechanische Berührungsreize angeboten, reduziert sich dadurch die Sinnesleistung für die Schmerzwahrnehmung. Dasselbe kann über Bewegungsreize oder Temperaturreize erreicht werden. Es ist also möglich, Schmerzempfindungen mit anderen Reizen zu überlagern.

Dazu gehen Sie wie folgt vor und nutzen mechanische Reize wie z. B. Druck und Zug, ganze Bewegungen des Armes/der Schulter oder schlicht und einfach Kälte oder Wärme.

1. Mechanische Reize Eine mechanische Überlagerung von Schmerzreizen kann durch einfache Berührung an der Problemstelle stattfinden. Reiben oder klopfen Sie über die schmerzhaften Regionen der Schulter. Dies kann kreisförmig, von oben nach unten oder auch von rechts nach links geschehen. Kneten Sie die Muskeln sanft durch oder heben Sie die Haut vorsichtig etwas ab, bis der Schmerz abnimmt. Es ist eher nicht anzunehmen, dass der Schmerz daraufhin komplett beseitigt sein wird, aber wenigstens wird er für eine bestimmte Zeit nicht mehr so stark im Vordergrund stehen und wahrgenommen. Es ist also eine erste Hilfe in Richtung Besserung.

2. Bewegungsreize Bewegen Sie Ihre Schulter, z. B. mit kreisenden Bewegungen, ziehen Sie sie hoch und senken Sie sie ab oder bewegen Sie sie vor und zurück. Auch Bewegungen des gesamten Armes eignen sich, wie anheben, nach hinten strecken, kreisen etc. Führen Sie die Bewegungen so aus, dass keine zusätzlichen Schmerzen entstehen.

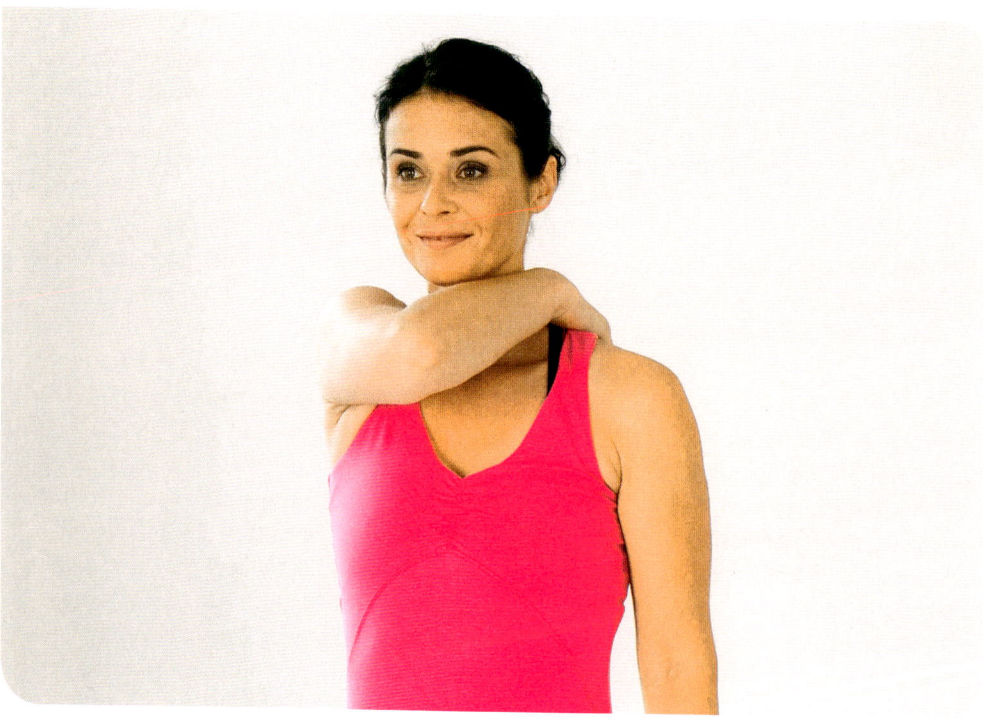

Reiben, Kneten und Klopfen können den Schmerz lindern.

Machen Sie anfangs eher kleine und langsame Bewegungen und steigern Sie diese vor allem langsam. Am einfachsten können Sie diese Bewegungen in einer schmerzfreien Ausgangsposition ausführen. Legen Sie Ihren Arm auf Kissen oder Decken, bis die Schmerzen nachlassen – dann beginnen Sie mit kleinen Bewegungen (Arm anheben oder auf den Kissen entlangschieben und wieder heranziehen).

3. Kälte oder Wärme Kälte und Wärme haben primär denselben Effekt: Es entsteht eine Mehrdurchblutung an der Stelle, an der die thermischen Reize (Kälte oder Wärme) einwirken. Das ist auch an der Hautrötung zu erkennen, die sowohl bei Kälte als auch bei Wärmeanwendung auftritt. Die Mehrdurchblutung wird zu Kontrolle und Aufrechterhaltung einer möglichst konstanten Körpertemperatur eingesetzt und sorgt zusätzlich für eine bessere Versorgung mit Bau- und Nährstoffen.

Eine pauschale Empfehlung, ob Kälte oder Wärme für Sie effektiver ist, kann nicht gegeben werden. Probieren Sie einfach aus, welche Form von thermischen Reizen Ihnen in der momentanen Situation am besten hilft. Sie spüren es sofort, ob Sie eher auf Kälte oder auf Wärme ansprechen. Bei einer akuten Entzündung sollte vorerst auf die lokale Anwendung von Wärme verzichtet werden – hier werden mit Kälte meist die besseren Effekte erzielt.

4. Lagerung als Hilfe Selbst bei akuten Schulterschmerzen lässt sich eine Körperhaltung oder eine bestimmte Position für den Arm oder die Schulter finden, in der die Schmerzen nachlassen oder komplett verschwinden. Legen Sie sich eine Binde oder einen Schal um den Nacken und tragen Sie Ihren Arm darin wie in einer Schlinge. Oder lagern Sie Ihren Ellbogen auf Kissen/Decken und legen Sie den Unterarm quer über den Bauch.

Im Folgenden zeige ich Ihnen ein kleines »Soforthilfe-Programm« für die Schulter, meine »Top 3« – drei zentrale Übungen, die Sie von der Mobilisation über die Kräftigung zur Stabilisierung führen. Dieses kurze Workout lässt sich eigentlich fast immer und überall einschieben.

Pendelübung zu Entlastung und Mobilisation

Diese Übung ist auch oder gerade bei bestehenden Schmerzen oder Bewegungseinschränkungen gut geeignet. Probieren Sie es aus – üben Sie aber nicht gegen starke oder andauernde Schmerzen an! Doch auch wenn es Ihrer Schulter gut geht, kann diese Übung gut zur Auslockerung dienen und zum Wohlbefinden beitragen.

Ausgangsposition: Die Idee dieser Übung ist es, durch das Eigengewicht des frei hängenden Armes den Gelenkraum zu vergrößern und die Strukturen darin zu entlasten. Um den hängenden Arm optimal in alle Richtungen pendeln zu können, sollten Sie diese Übung im Stehen durchführen, am besten vor einem Tisch oder einer Stuhllehne, damit Sie sich mit dem anderen Arm abstützen können. So kommt der Oberkörper in eine leichte Vorneigung und der zu pendelnde Arm hängt dadurch freier vor dem Körper herab. Lassen Sie den Arm »kraftlos« baumeln.

Durchführung: Schwingen Sie den Arm sanft nach vorne und zurück. Vermeiden Sie große und schnelle Bewegungen – diese bringen zu hohe Muskelspannungen mit sich, wodurch der Oberarm wieder stärker in die Schulter gedrückt wird. Der Gelenkraum wird dann wieder kleiner. Eine kleine Bewegung von 3–5 cm nach vorne und wieder zurück genügt für einen optimal entspannenden Effekt. Sie können die Pendelbewegung auch nach hinten oder nach rechts und links durchführen. In diese Richtungen bleibt die Bewegungsgröße ebenfalls bei 3–5 cm.

Zu beachten: Durch die kleinen Bewegungen und das freie Hängen des Armes kann das Schultergelenk (Knorpelstruktur und Gelenkkapsel) reibungs- und schmerzarm bewegt werden. So kann ein verletztes oder überlastetes Schultergelenk langsam wieder an normale Bewegungen und langsam steigende Belastungen gewöhnt werden. In der Progression können Sie auch ein kleines Gewicht (0,5–1,5 kg, z. B. eine Hantel, oder auch eine Packung Zucker oder Milch) während der Pendelbewegung in der Hand halten. Das steigert den Zugeffekt auf die Gelenkflächen, entlastet so die Knorpelzone deutlicher und aktiviert die gelenknahen Muskeln.

Variationsmöglichkeiten: Experimentieren Sie mit den schwingenden Bewegungsrichtungen. Es muss nicht zwingend bei den Richtungen vor/zurück und rechts/links bleiben; Sie können die Pendelbewegung auch in diagonaler Richtung durchführen. Auch kleine kreisende Bewegungen des Armes können zielführend sein. Probieren Sie aus, was Ihnen guttut.

Einsteiger: 3 × 8–12 Wiederholungen pro Seite

Mittelstufe: 5 × 15–18 Wiederholungen pro Seite

Fortgeschrittene: 5 × 25–50 Wiederholungen pro Seite

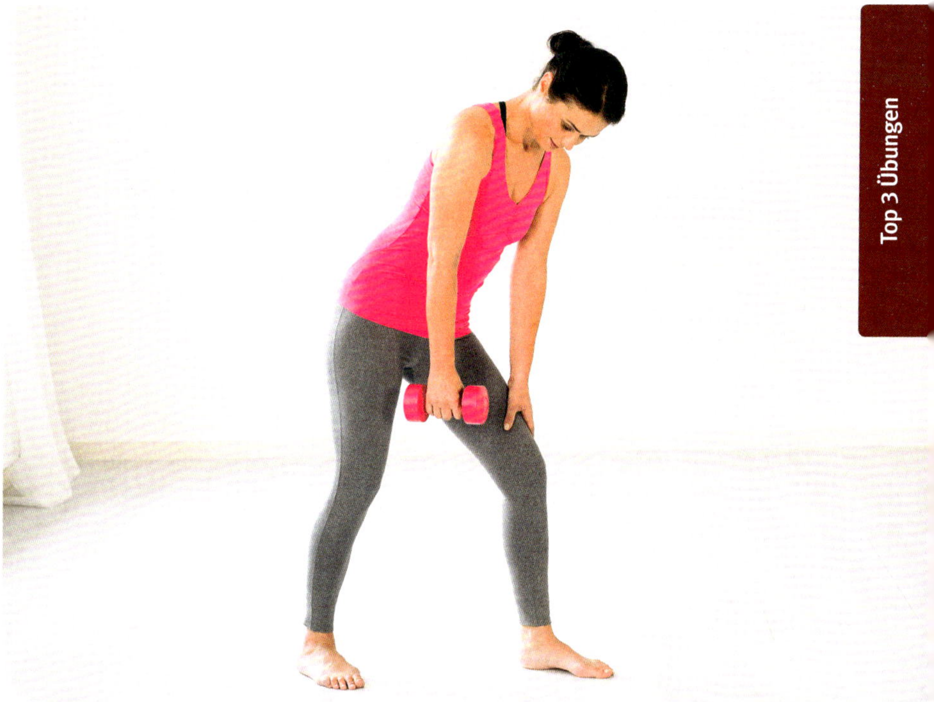

» Vorwärts-rückwärts-Pendeln

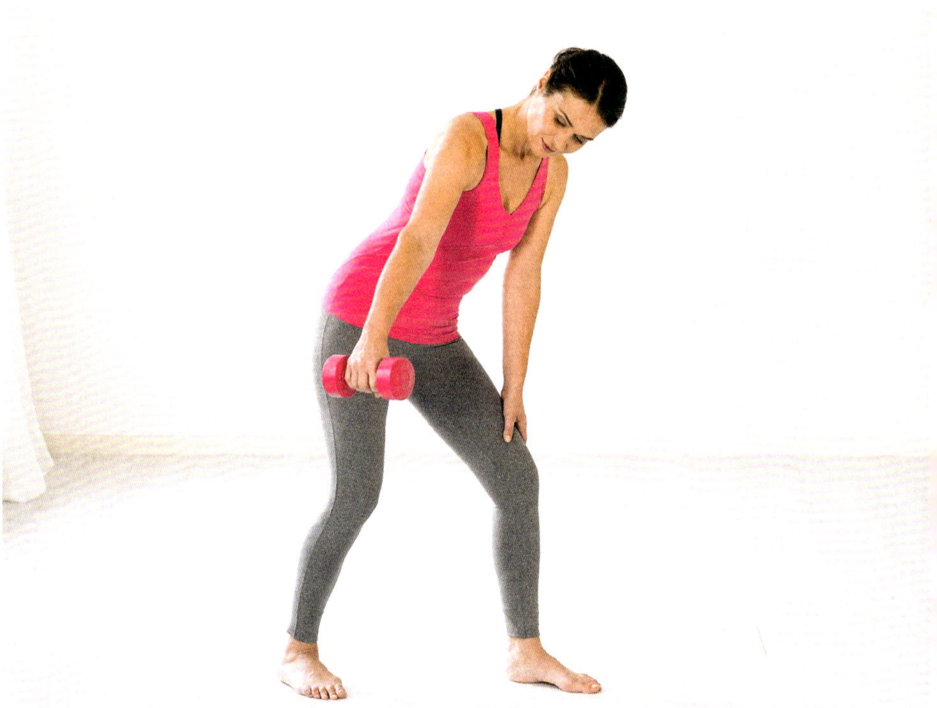

» Seitliches Pendeln

Kräftigung mit dem Theraband

Die Kräftigung der Schultermuskulatur ist der zweite Schritt in der Wiederherstellung der Schulter, nachdem eventuell vorhandene Schmerzen oder Bewegungseinschränkungen deutlich reduziert oder komplett beseitigt wurden. Zum Üben brauchen Sie ein Theraband.

Ausgangsposition: Starten Sie in einer stehenden Position vor einer Wand und stützen Sie sich mit den Unterarmen an der Wand ab. Das Gummiband ist um die Unterarme gelegt oder Sie halten es mit beiden Händen fest. Halten Sie dabei den Rücken möglichst aufrecht und die Bauchmuskulatur unter leichter Spannung zur Stabilisation der Wirbelsäule.

Durchführung: Lösen Sie einen Arm von der Wand und ziehen Sie das Theraband schräg nach außen und oben oder unten. Variieren Sie die Zugrichtung immer wieder. So werden in dieser Übung verschiedene Anteile der Schultermuskulatur aktiviert und in ihrer Kraftleistung gefordert.

Endposition: Das Bewegungsende der jeweiligen Richtung ist erreicht, wenn das Band gestrafft ist und eine ausreichende Zugspannung auftritt. Eine komplette Wiederholung besteht immer aus Hin- und Rückweg der Bewegung. Diese Übung sollte stets beidseitig durchgeführt werden, um einen symmetrischen Muskelaufbau zu gewährleisten.

Zu beachten: Vermeiden Sie eine zu starke Hohlkreuzbildung in der Ausgangsstellung und auch während der Übung. Halten Sie die Bauchmuskeln auch während der Übung angespannt und spüren Sie der Bewegung des Armes nach. Fangen Sie mit kleinen Bewegungen des Armes an. Steigern Sie das Bewegungsausmaß langsam und kontrolliert, wenn Sie wissen, wie Ihre Schulter auf diese Übung reagiert. Ansonsten riskieren Sie Beschwerden.

Einsteiger: 3 × 8–12 Wiederholungen pro Seite

Mittelstufe: 5 × 15–18 Wiederholungen pro Seite

Fortgeschrittene: 5 × 25–50 Wiederholungen pro Seite

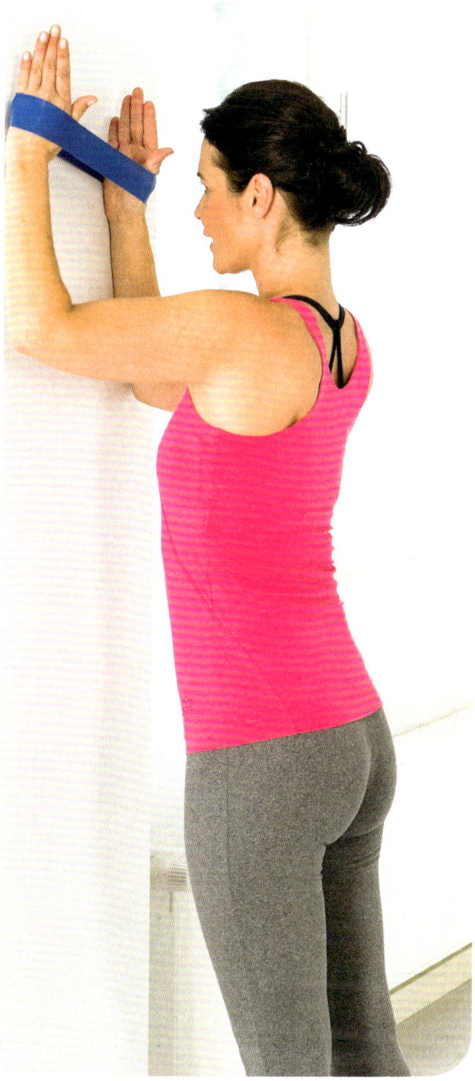

Schulterzug nach oben

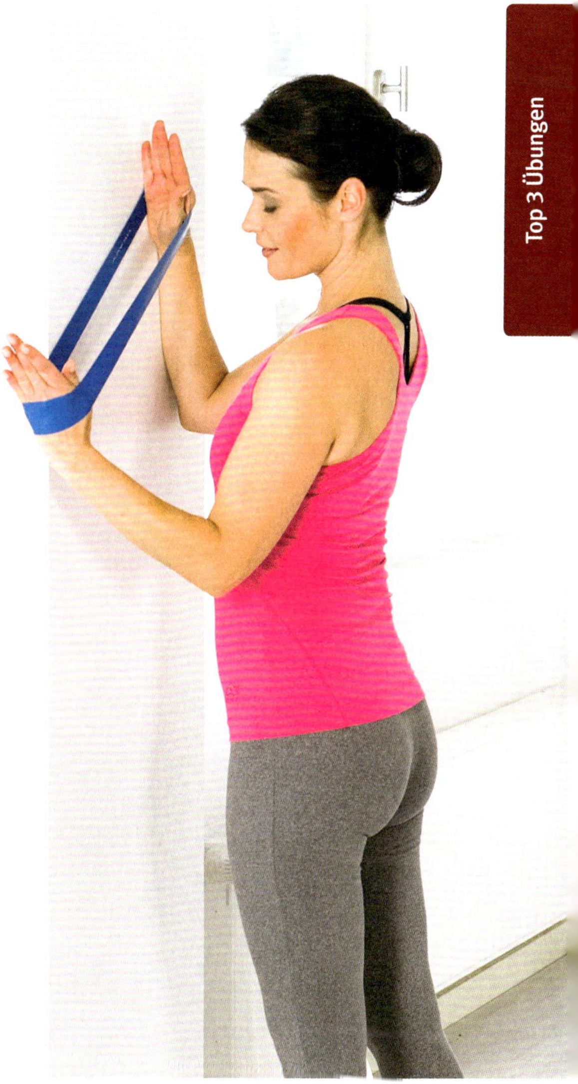

Schulterzug nach unten

Stabilisation im Seitstütz

Sobald die Schmerzen der Schulter beseitigt sind und die Muskeln sich ebenfalls auf dem Weg der Kräftigung befinden, müssen vor allem koordinative Ansprüche an den Schulterkomplex gestellt werden. So können die Schultermuskeln bei Bewegungen in Alltag und Sport optimal zusammenarbeiten.

Ausgangsposition: Starten Sie die Übung in der einfacheren Variante auf Händen und Knien aus dem Vierfüßlerstand (dabei können Sie viel Körpergewicht auf die Arme und vor allem die Beine zur Unterstützung verteilen) und steigern Sie die Übung bis zur intensiveren Variante aus der Liegestützposition heraus.

Durchführung: Drehen Sie den Oberkörper nach einer Seite auf und bewegen Sie dann den oberen Arm in Richtung Decke. Stützen Sie sich dabei noch mit den Beinen auf dem Boden ab. Alternativ können Sie diese Übung auch aus der Liegestützposition heraus durchführen. Dabei sind dann auch die Knie vom Boden abgehoben.

Endposition: Das Bewegungsende haben Sie erreicht, wenn Sie den Oberkörper gedreht, den oberen Arm zur Decke angehoben und diese Position auf dem stützenden Arm stabilisiert haben. Eine komplette Wiederholung besteht immer aus dem Hin- und Rückweg dieser Bewegung.

Zu beachten: Stabilisieren Sie Ihre Körpermitte während der Drehbewegung durch eine gute Bauchmuskelspannung. Kontrollieren Sie Ihr Gleichgewicht durch eine gleichmäßige Bewegung des oberen Armes und Beines.

Anmerkungen: Übungen, die eine Drehbewegung des gesamten Körpers nutzen, haben immer auch eine hohe Stabilisationskomponente. Sie fordern viele Muskelgruppen und sichern die dynamische Bewegungskontrolle. Dies ist ein wichtiges Element im Schultertraining, da die Schultergelenke genau dies im Alltag immer wieder bewerkstelligen müssen: stabiles Bewegen in unterschiedlichen Körperhaltungen.

Einsteiger: 3 × 8–12 Wiederholungen pro Seite

Mittelstufe: 5 × 15–18 Wiederholungen pro Seite

Fortgeschrittene: 5 × 25–50 Wiederholungen pro Seite

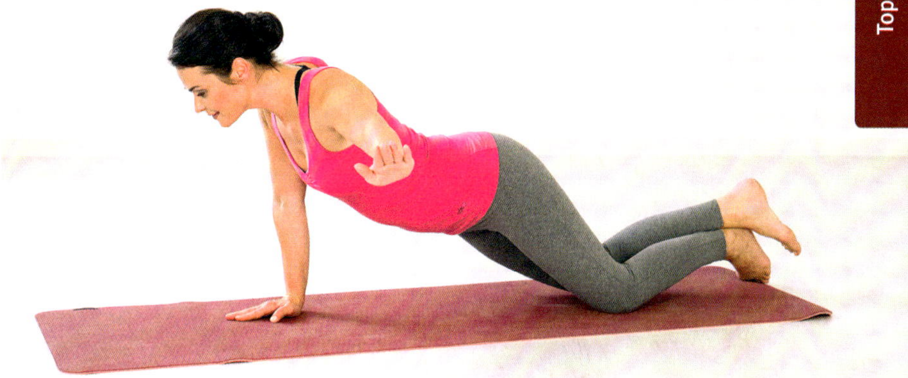

» Frontale Stabilisation in gestützter Position

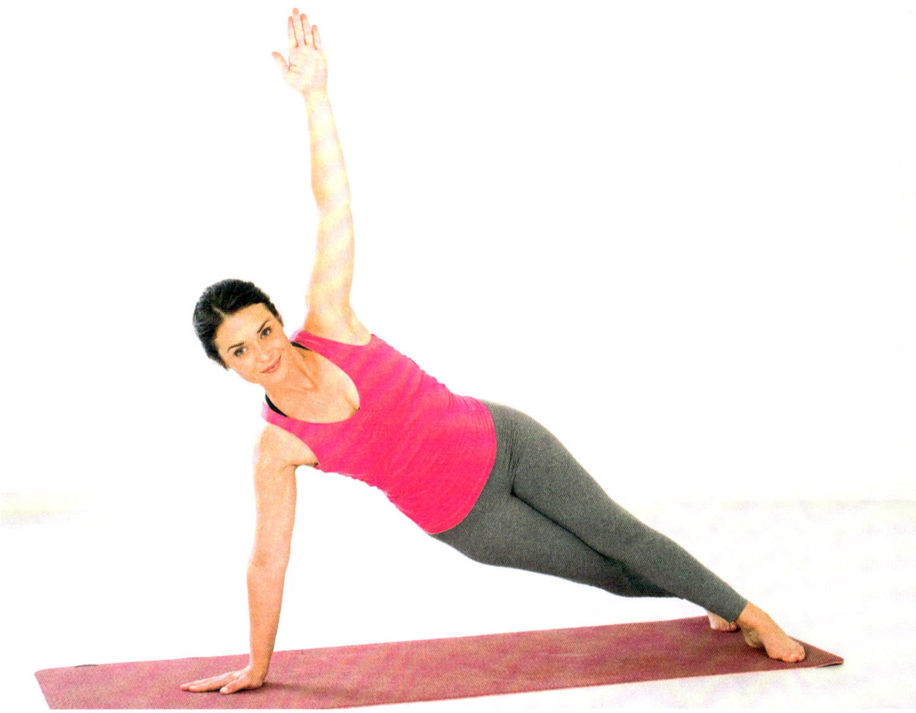

» Seitliche Stabilisation mit Schrittstellung

Aufbau, Funktionen und Probleme der Schulter

Die Schulter ist ein komplexes Gelenk – darum ist es wichtig, ein Grundverständnis von ihrem Aufbau zu haben.

Wenn wir vom »Schultergelenk« sprechen, meinen wir meist das Gelenk zwischen Oberarm und Schulterblatt. Die Schulter hat jedoch einen sehr komplexen Aufbau. Sie besteht aus fünf Gelenken für eine große Beweglichkeit und wird von einer Vielzahl an Muskeln bei allen Bewegungen stabilisiert. Die Gelenke und Muskeln der Schulterregion sind mechanisch an allen Bewegungen des Armes beteiligt und werden dementsprechend auch bei allen Bewegungen des Armes benutzt und belastet. Störungen oder Verletzungen der Schulterregion sind vielfältig im Erscheinungsbild und variabel, was die betroffenen Strukturen betrifft. So treten entsprechend den betroffenen (überlasteten oder verletzten) Strukturen auch die Symptome an verschiedenen Stellen am Schulterkomplex auf.

Die muskuläre Sicherung des Schultergelenkes

Die wesentlichen Muskeln des Schultergelenkes bilden die sogenannte Rotatorenmanschette. Dieselben Muskeln bilden auch zu einem großen Teil die Gelenkkapsel für das Schultergelenk. Sie geben dem Gelenk Sicherheit bei allen Bewegungen. Gleichzeitig sind diese Muskeln auch besonders anfällig für Verletzungen und Störungen. In der Abbildung auf Seite 22 sind diese dargestellt. Bei muskulären Störungen stimmt die Lage der Muskeln oft mit dem Ort der bestehenden Beschwerden überein.

Die Gelenke des Schulterkomplexes

Der Schulterkomplex besteht aus fünf Gelenken, die für die enorme Beweglichkeit und die koordinative Steuerung von Bewegungen in Alltag und Sport zuständig sind.

Das Schlüsselbein ist an beiden Enden durch Gelenke (Acromioclaviculargelenk und Sternoclaviculargelenk) mit dem Oberkörper (dem Brustbein und dem Schulterblatt) verbunden. Diese Gelenke werden als »Schultereckgelenke« bezeichnet und sind vor allem bei endgradigen Armbewegungen (d. h. solche bis zum »Anschlag«) beteiligt und belastet. Sie werden über eine Gelenkkapsel und zusätzliche Stabilisationsbänder gehalten und stabilisiert.

Das Acromiohumeralgelenk (subacromiales Nebengelenk) ist eigentlich kein echtes Gelenk, sondern vielmehr ein gelenkähnlicher Raum, der eine Engstelle für die durchziehende Sehne des Musculus supraspinatus darstellt. Dieser ist vor allem bei Einklemmungserscheinungen wie einem Impingement-Problem betroffen.

Die wichtigsten »Bauteile« des Schultergelenkes

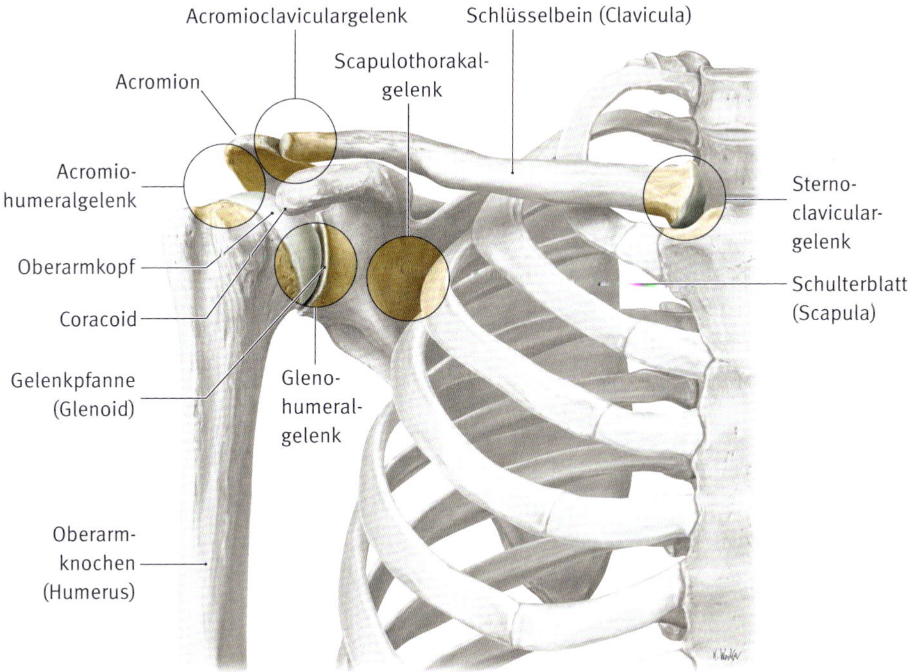

Schünke M, Schulte E, Schumacher U. PROMETHEUS LernAtlas, Grafiken: Voll M, Wesker K; Thieme; 2018

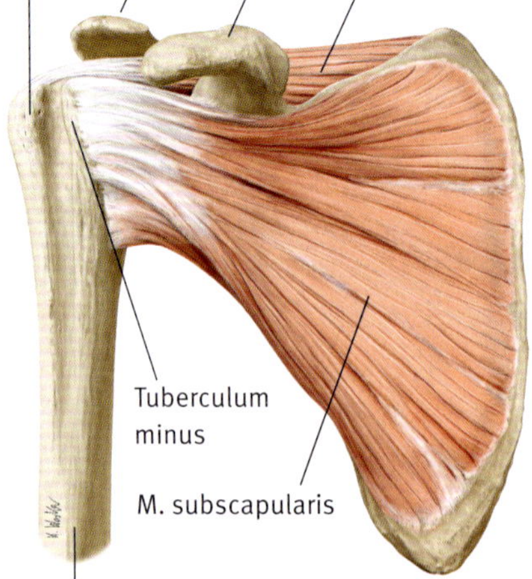

Schulter von vorne

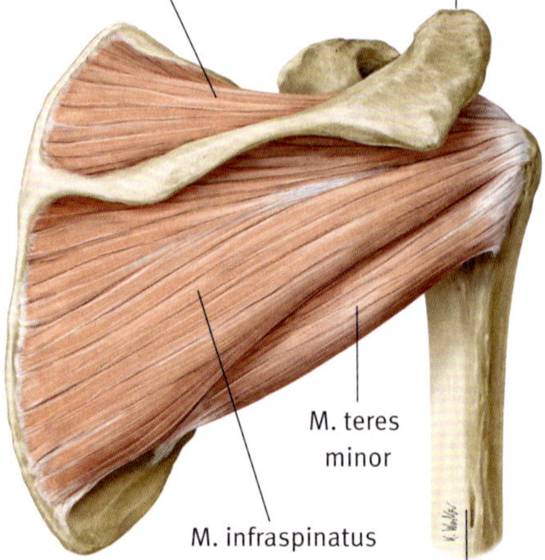

Schulter von hinten

Rotatorenmanschette des Schultergelenkes

Das Scapulothorakalgelenk liegt zwischen dem Thorax mit seinen Rippen und dem Schulterblatt. Es wird benutzt, wenn sich das Schulterblatt bei Armbewegungen über die Rippen bewegt. Zwischen dem Schulterblatt und den Rippen liegt ein wichtiger Muskel (Musculus subscapularis), der dabei hilft, die Drehbewegungen des Schultergelenkes zu kontrollieren. Dieser Muskel neigt manchmal zu hartnäckigen und nachhaltigen Verspannungen, die häufig zu einem unangenehmen Reiben oder Springen des Schulterblattes während der Armbewegungen führen kann.

Das eigentliche Schultergelenk ist das Glenohumeralgelenk, die gelenkige Verbindung zwischen dem Oberarm und dem Schulterblatt. Dieses Gelenk ist am stärksten von Verletzungen, Arthrose und anderen Veränderungen betroffen. Wenn im weiteren Verlauf des Buches vom Schultergelenk gesprochen wird, ist diese Gelenkstruktur gemeint.

Normale Beweglichkeit des Schultergelenkes

Das Schultergelenk hat mechanisch betrachtet drei Freiheitsgrade. Das bedeutet, es sind primär sechs verschiedene Hauptbewegungsrichtungen mit unterschiedlicher normaler Bewegungsreichweite möglich. Der Arm kann im Schultergelenk nach vorne angehoben werden (Flexion). Diese Bewegung hat im Normalfall einen aktiven Bewegungsausschlag von 150–170°. Dann steht der Arm neben dem Kopf und zeigt senkrecht nach oben. Der Arm kann auch nach hinten geführt werden (Extension). In diese Rich-

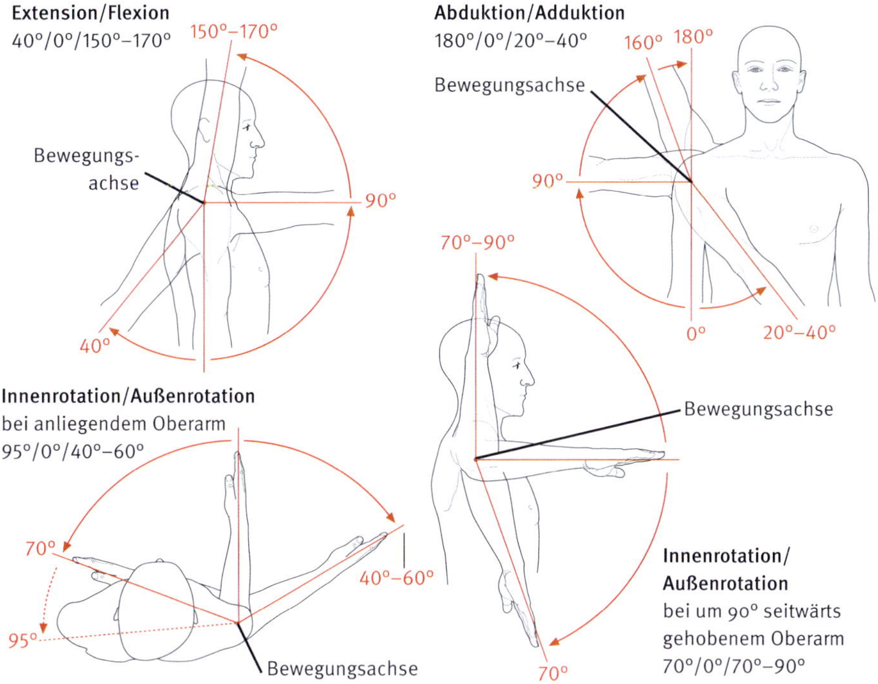

Schünke M, Schulte E, Schumacher U. PROMETHEUS LernAtlas, Grafiken: Voll M, Wesker K; Thieme; 2018

tung können ca. 40° erreicht werden. Das seitliche Anheben (Abduktion) des Armes erreicht ein aktives Bewegungsausmaß von bis zu 180° – hier steht der Arm wieder neben dem Kopf (vgl. Flexion). Die Bewegung des Heranführens des Armes an die Körpermitte (Adduktion) beträgt noch etwa 20–40°. Der Arm kann im Schultergelenk auch nach innen oder außen gedreht werden. Dabei ist die gesamt mögliche Bewegungskapazität bei etwa 140–150°. Davon entfallen etwas mehr (80–90°) auf die Außenrotation und der Rest (60–70°) auf die Innenrotation.

Normale Bewegungswerte des Schultergelenkes

Top 10 der Schmerzbereiche bei Schulterstörungen

Schulterbeschwerden sind individuell, doch häufig hängen sie mit einem der folgenden Bereiche zusammen.

Beschwerden am Schulterkomplex treten in unterschiedlichen Bereichen der Schulter auf und äußern sich dort auch durch variable Symptome wie Schmerzen oder Funktionsstörungen. Je nachdem, wo die Beschwerden auftreten, sind auch immer wieder andere Strukturen als Ursache beteiligt. Dieser Umstand bedeutet: Schulterprobleme sind nicht gleich Schulterprobleme. Eine andere Ursache bedeutet auch immer, dass andere Strategien zur Beseitigung der Beschwerden zum Einsatz kommen müssen. Allen gemeinsam ist jedoch die Bewegungskomponente: Bewegungen und Übungen werden bei allen Beschwerden der Schulterregion effektiv und wirksam eingesetzt, um eine langfristige Besserung zu erreichen. Im Folgenden sind die 10 häufigsten Symptombereiche an der Schulter vorgestellt.

Lokale Schulterbeschwerden mit Ursache am Schulterkomplex

1. Lokaler Schmerzpunkt unterhalb des Schulterdaches (subacromial: acromiohumerales Gelenk): Hier ist vor allem die gelenkige Verbindung zwischen dem Acromion und dem Oberarmkopf betroffen. Von besonderer Bedeutung sind hier Beweglichkeit und Position des Oberarmkopfes im Gelenk.
2. Ein lokaler Schmerzpunkt an der Vorderseite des Schultergelenkes deutet auf eine Störung des eigentlichen Schultergelenkes hin (G/H: glenohumerales Gelenk). Dabei kann sowohl die Gelenkkapsel als auch die Knorpelzone (auch aufgrund arthrotischer Veränderungen) betroffen sein.
3. Eine weitere häufige Störung betrifft vor allem den Musculus trapezius (Trapezmuskel) – einen wichtigen Muskel der Nackenregion. Er ist besonders anfällig für Verspannungen und entwickelt gerne Triggerpunkte (schmerzhafte Stellen mit lokalen Verhärtungen) oder auch Triggerzonen. Nicht selten sind auch noch Halswirbelsäulenstörungen, eventuell auch mit Ausstrahlung zum Nacken, mit von der Partie.
4. Ausstrahlende Beschwerden, die vor allem den oberen Anteil des Oberarms und die Achselregion betreffen, sind ebenfalls sehr häufig vertreten. Diese betreffen meist die vordere Gelenkkapsel und die lokal verlaufenden Bindegewebsstrukturen (auch Faszien, z. B. die vordere Arm-

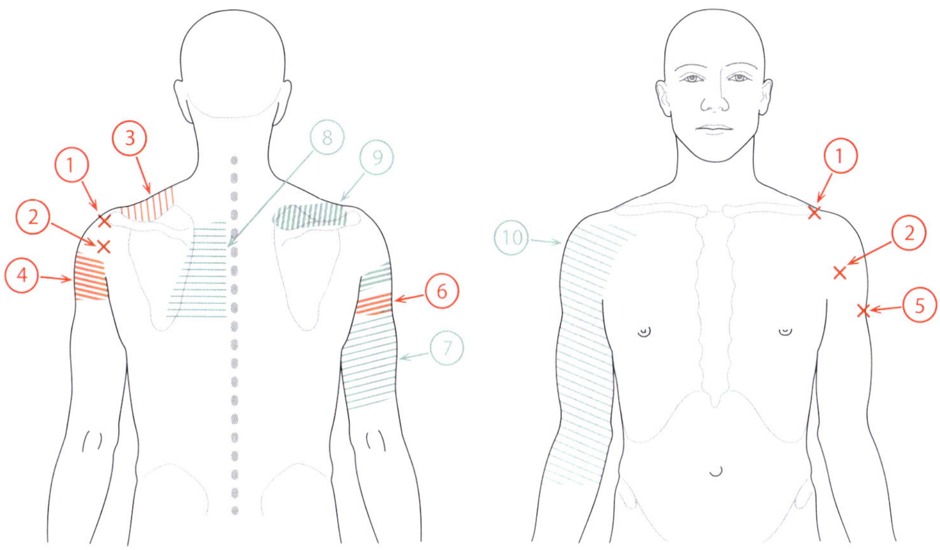

Lokalisationen der Top 10 der Schulterbeschwerden

faszie). Auch eine Beteiligung der Halswirbelsäule kann nicht ausgeschlossen werden.

5. Ein lokaler Schmerz an der Außenseite des Oberarmes, auf der Höhe der Tuberositas deltoidea, kann ein Hinweis auf eine Schleimbeutelreizung oder andere chronische Störungen sein.
6. Auf der Höhe des Muskelansatzes des M. deltoideus treten immer wieder Muskelreizungen, Schleimbeutelreizungen oder Faszienstörungen auf, die sich auch bandförmig um den Oberarm winden.

Irritationszonen am Oberarm mit ursächlicher Beteiligung der Halswirbelsäule oder Brustwirbelsäule

7. Eine bandförmige Ausstrahlung entlang des gesamten Oberarmes kann auf eine chronische Störung der Brustwirbelsäule oder der unteren Halswirbelsäule hinweisen.
8. Punktförmige Schmerzen am inneren Rand des Schulterblattes sind ernst zu nehmende Hinweise auf eine Halswirbelsäulenstörung. Entlang des inneren Schulterblattrandes liegen sogenannte Irritationszonen der Halswirbelsäule, die bei entsprechender Störung aktiv werden und lokale, zum Teil sehr starke Schmerzen auslösen können.
9. Ein lokaler Schmerz auf der Oberkante des Schulterblattes (in der sogenannten Fossa supraspinata) spricht für eine muskuläre Reizung der Rotatorenmanschette. Eine Störung der Halswirbelsäulenregion wirkt sich ebenfalls häufig auf diese Irritationszone aus – mit sogenannten fortgeleiteten Schmerzen.
10. Betreffen die Ausstrahlungen tendenziell den gesamten Arm bis in den Unterarm hinein, ist meist auch die Halswirbelsäule mitbetroffen. Ausstrahlungen treten dann meist in Kombination mit Sensibilitätsstörungen (Wahrnehmungsveränderungen an der Hautoberfläche) oder mit einem Kraftverlust auf.

Die Schulter im Selbsttest

Mit wenigen einfachen Tests können Sie die Ursachen für Ihre Schulterbeschwerden eingrenzen und auf dieser Basis ein geeignetes Trainingsprogramm zusammenstellen.

Die folgenden Tests für Ihre Schulter sind in zwei Module aufgeteilt. Es werden vor allem aktive Bewegungstests eingesetzt, um die normalen Bewegungsfunktionen der Schultergelenke, die Stabilität und das Bewegungsverhalten der Kapsel und Bänder zu überprüfen. Danach folgen Muskeltests, die die Funktions- und Kraftfähigkeit Ihrer Schultermuskeln prüfen. Auf Basis der Ergebnisse können Sie geeignete Übungen auswählen. Führen Sie die Tests im Abstand von 2–3 Wochen immer wieder durch und prüfen Sie genau, ob es Veränderungen gibt. Führen Sie die einzelnen Tests sorgfältig aus und notieren Sie die Ergebnisse für einen späteren Vergleich.

Treten Ihre Symptome besonders deutlich bei einer bestimmten Schulterbewegung auf, ist eine Beteiligung der Gelenke, der Gelenkkapsel oder der verstärkenden Bandstrukturen sehr wahrscheinlich. Deshalb sollten Sie diese Strukturen besonders sorgfältig prüfen und testen.

Gelenke, Kapseln und Bänder sind in besonderem Maße mechanischen Belastungen bei allen Bewegungen ausgesetzt. Diesen Umstand machen wir uns für die folgenden Tests zunutze. Nacheinander werden die Bewegungen, die vom Schulterkomplex durchgeführt werden können, geprüft. Achten Sie dabei sehr sorgfältig auf Veränderungen und vor allem auf Ihre Symptome (Schmerzen oder Steifigkeitsgefühl) während der Bewegungen. Treten Ihre Symptome bei einer bestimmten Bewegungsrichtung besonders deutlich auf, haben Sie einen wichtigen Hinweis auf Ihre Störung gefunden. Diese Erkenntnisse werden in die Auswahl der Übungen einfließen, um ein effektives Trainingsprogramm für Sie zusammenzustellen.

Funktionsstörungen am Bewegungsapparat

Bei den eingesetzten Bewegungstests können die folgenden Störungen/Symptome vorkommen:

Störung des Bewegungsausmaßes Sie können die Bewegung nicht mit der normalen Bewegungsreichweite (vergleichen Sie dazu die Werte der normalen Beweglichkeit der Schulter) durchführen, sondern werden vorher durch Schmerz oder auch durch Steifigkeit gestoppt.

Störung der Bewegungsqualität Beim Heben des Armes macht dieser spontane und automatische Ausweichbewegungen nach außen, vorne oder hinten. Darunter sind Ausweichbewegungen oder Schonhaltungen zu verstehen oder auch Gelenkgeräusche wie z. B. ein Knacken oder ein Reiben während der Bewegung.

Auftreten von Schmerzen während der Bewegung

Diese Störungen stellen in der Regel Schutzmaßnahmen des Körpers dar. Unser Organismus versucht, größere Verletzungen und Schäden zu verhindern. Normalerweise bleiben diese Schutzmaßnahmen nicht für lange Zeit bestehen, sondern werden vom Körper abgebaut. Sind jedoch hartnäckige oder langwierige Funktionsstörungen vorhanden, benötigt unser Körper Unterstützung von außen (ärztliche oder physiotherapeutische Hilfe).

Führen Sie die Bewegungstests stets in derselben Ausgangsposition durch. Auch die Art und Weise, wie Sie die Tests durchführen, sollten Sie sich gut merken. Die Bewegungstests werden immer wieder zur Kontrolle der erreichten Veränderungen eingesetzt.

Nur wenn Sie die Tests immer in gleicher Art und Weise durchführen, können Sie sicherstellen, dass die Ergebnisse auch vergleichbar sind, wenn Sie die Tests später wiederholen. Nur so können Sie kontrollieren, ob sich Ihre Beschwerden durch die Anwendung der ausgewählten Übungen verändert haben.

Achten Sie auf Symptome

Treten bei den Bewegungen Ihre typischen Symptome auf (also die Symptome, die sonst auch vorhanden sind), notieren Sie dies und entnehmen dem Übungskatalog die entsprechenden Übungen zum Training Ihrer Schulter. Treten die Symptome z. B. bei der Streckung des Armes nach oben (Schulterflexion) verstärkt auf, so sind die Übungen zur Verbesserung der Schulterflexion für Sie von besonderer Bedeutung. So verfahren Sie auch bei Symptomen in den anderen Bewegungsrichtungen.

Schmerzkategorien

Schmerzen machen sich bei jedem Schulterbetroffenen an unterschiedlichen Stellen mit

Welcher Test wofür?

Betroffene Strukturen	Testmodalitäten
Gelenk, Bänder und Kapsel	Gelenke und die Gelenkkapsel können über eine aktiv durchgeführte Bewegung getestet werden. Treten bei Bewegungen Beschwerden wie Schmerz oder Steifigkeit auf, ist die Wahrscheinlichkeit einer Gelenkstörung sehr hoch. Die Diagnose, ob eher das Gelenk oder die innere Struktur (also der Gelenkknorpel) betroffen ist, sollte dann vom Experten mit speziellen Untersuchungen und Testverfahren durchgeführt werden.
Muskeln	Muskelstörungen oder gar Muskelverletzungen können über eine gezielte Belastungsverstärkung an den Muskeln ermittelt werden. Dazu werden die Muskeln über einen erhöhten Widerstand zu vermehrter Anspannung gezwungen. Liegen in dem belasteten Muskel Störungen oder auch Verletzungen vor, wird sich das bemerkbar machen.

unterschiedlicher Intensität und auch mit verschiedenen zusätzlichen Störungen oder Symptomen bemerkbar.

Dauerschmerz Sind die Schmerzen konstant oder permanent vorhanden, egal was Sie tun oder bleiben lassen, handelt es sich meistens um eine Entzündungsreaktion. Dafür kommen die Nerven, Muskeln oder auch die Gelenkkapsel der Schulter primär als Quelle infrage. Häufig werden solche Entzündungen durch eine Überlastung oder eine direkte Verletzung, z. B. als Folge eines Sturzes, ausgelöst. Wenn solche konstanten Beschwerden länger als 5–7 Tage andauern, ist dringend ein Besuch bei Ihrem Hausarzt zu empfehlen. Der Körper wird mit der Problematik nicht allein fertig und Hilfe von außen, durch Medikamente, Elektrobehandlung oder Eisanwendungen, ist erforderlich.

Bei harmlosen Störungen wie beispielsweise einer leichten Überlastung, Zerrung oder Prellung klingen die Beschwerden meistens nach 3–5 Tagen wieder ab, wenn Sie Ihrem Körper die nötige Ruhe geben.

Bewegungsschmerz Treten Schmerzen ausschließlich bei einer bestimmten Bewegung auf, ist ein mechanischer Auslöser für dieses Problem anzunehmen. Das bedeutet, dass bei dieser bestimmten Bewegung eine Struktur (Muskel, Nerv, Bänder oder die Gelenkkapsel) besonders gereizt oder belastet wird. Diese Belastung führt zu dem situationsabhängigen Schmerz. Versuchen Sie im Akutstadium diese auslösenden Bewegungen zu vermeiden.

Ursachen von Schmerzen?

Ursachen für Schmerzen gibt es viele, unter anderem:

- direkte Verletzung von körpereigenem Gewebe wie z. B. Muskeln, Gelenkkapsel, Faszien, Verstärkungsbändern, Gelenkknorpel, Nerven, Knochen
- starke Kompression von Gewebe: Druckerhöhung z. B. durch Schwellung oder auch durch äußere Krafteinwirkung, z. B. wenn Sie mit dem Oberarm wuchtig gegen eine Kante stoßen
- Entzündung

Da Schmerz das bei Weitem häufigste und auch das quälendste Symptom ist, kommt der Beurteilung und vor allem der Bewertung von Schmerzen auch eine besondere Bedeutung zu. Dafür wenden wir eine sogenannte Schmerzskala (NAS = numerische analoge Schmerzskala) an.

Stellen Sie sich eine Skala von 0 bis 10 vor. 0 entspricht keinem Schmerz und 10 entspricht dem schlimmsten Schmerz, den Sie sich vorstellen können. Z. B. gibt 4/10 an, dass Sie einen Schmerz der Intensität 4 von maximal 10 empfinden.

Mit wiederholten Tests haben Sie eine Kontrollmöglichkeit für die Effektivität Ihrer ärztlichen oder Ihrer physiotherapeutischen Behandlung oder Sie nehmen die Tests zur Kontrolle für die Wirksamkeit Ihrer im Buch ausgewählten Übungen.

Die nun folgenden Testbewegungen eignen sich nur dann zur Eigenuntersuchung, wenn Sie die Bewegungen auch einigermaßen gut durchführen können. Sind die Beschwerden so stark, dass die Bewegungen nicht ohne starke Schmerzen möglich sind, empfiehlt sich dringend ein Arztbesuch.

Darauf sollten Sie achten

- Beurteilen Sie die Bewegungsreichweite (also wie weit Sie den Arm in die entsprechende Richtung bewegen können) und merken Sie sich den Punkt, an dem Beschwerden auftreten.
- Auch die Bewegungsqualität ist entscheidend: Achten Sie vor allem auf einen geraden und flüssigen Bewegungsweg in die entsprechenden Richtungen.
- Beurteilen Sie die Stärke eines auftretenden Schmerzes (Skala 0–10).
- Führen Sie die Tests auch im Seitenvergleich aus – machen Sie die Testbewegung zuerst mit dem nicht betroffenen Arm (Normalität) und führen Sie sie danach mit Ihrem symptomatischen Arm durch.

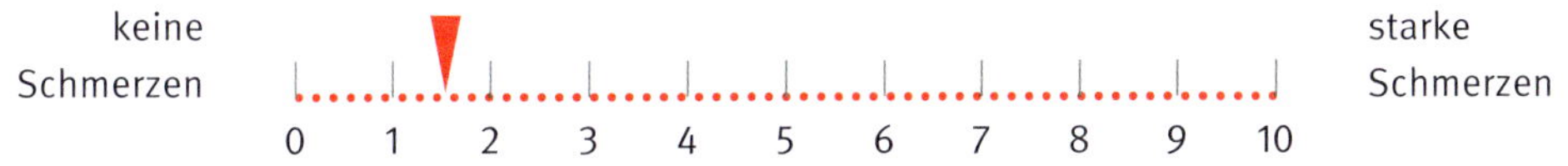

Numerische analoge Schmerzskala

Test 1: Armheben nach vorne (Flexionsfähigkeit)

Mit diesem Test prüfen Sie die Fähigkeit, Ihren Arm nach vorne anzuheben. Der Griff nach dem Lieblingsbuch in einem Bücherregal, an den Handtuchhaken oder nach der morgendlichen Müslischüssel im Schrank – diese Bewegung brauchen Sie täglich.

Ausgangsposition: Sie können diesen Test sowohl im Stehen als auch im Sitzen durchführen. Achten Sie auf eine freie Bewegungsbahn, um den Arm vor dem Körper nach oben anheben zu können. Führen Sie den Test stets in derselben Ausgangsposition durch. Im Stehen sind die Füße etwa eine Fußbreite auseinander aufgestellt. Die Arme hängen neben dem Körper und die Daumen zeigen nach vorne.

Durchführung: Heben Sie den Arm nach vorne an. Dabei sollte der Daumen während der gesamten Bewegung nach vorne in die Bewegungsrichtung zeigen. Bringen Sie den Arm dabei so weit wie möglich nach oben – bis Sie Ihre Symptome (Ihren Schmerz oder Ihr unangenehmes Empfinden) wahrnehmen. Dann stoppen Sie die Bewegung.

Endposition: Das Ende der Testbewegung ist erreicht, wenn Sie Ihre Symptome (Schmerz, Spannung, Zug, unangenehme Empfindung etc.) wahrnehmen. Dabei genügt es völlig, wenn Sie Ihre Symptome leicht wahrnehmen. Sie müssen diese nicht voll oder stark reproduzieren. Merken Sie sich diese Position für eine spätere Wiederholung der Testbewegungen.

Zu beachten: Wenn Sie den Test im Sitzen durchführen, achten Sie darauf, dass der Arm seitlich locker hängen kann, bevor Sie die Bewegung starten.

Auswertung: Das normale Bewegungsausmaß nach vorne oben beträgt 150–180°. Im Normalfall sollten keine Symptome (Schmerz, Spannung, Ziehen etc.) auftreten. Beurteilen Sie Ihr aktives Bewegungsausmaß und die auftretenden Symptome (auf einer Skala von 0–10). Notieren Sie Ihr Ergebnis für eine spätere erneute Überprüfung.

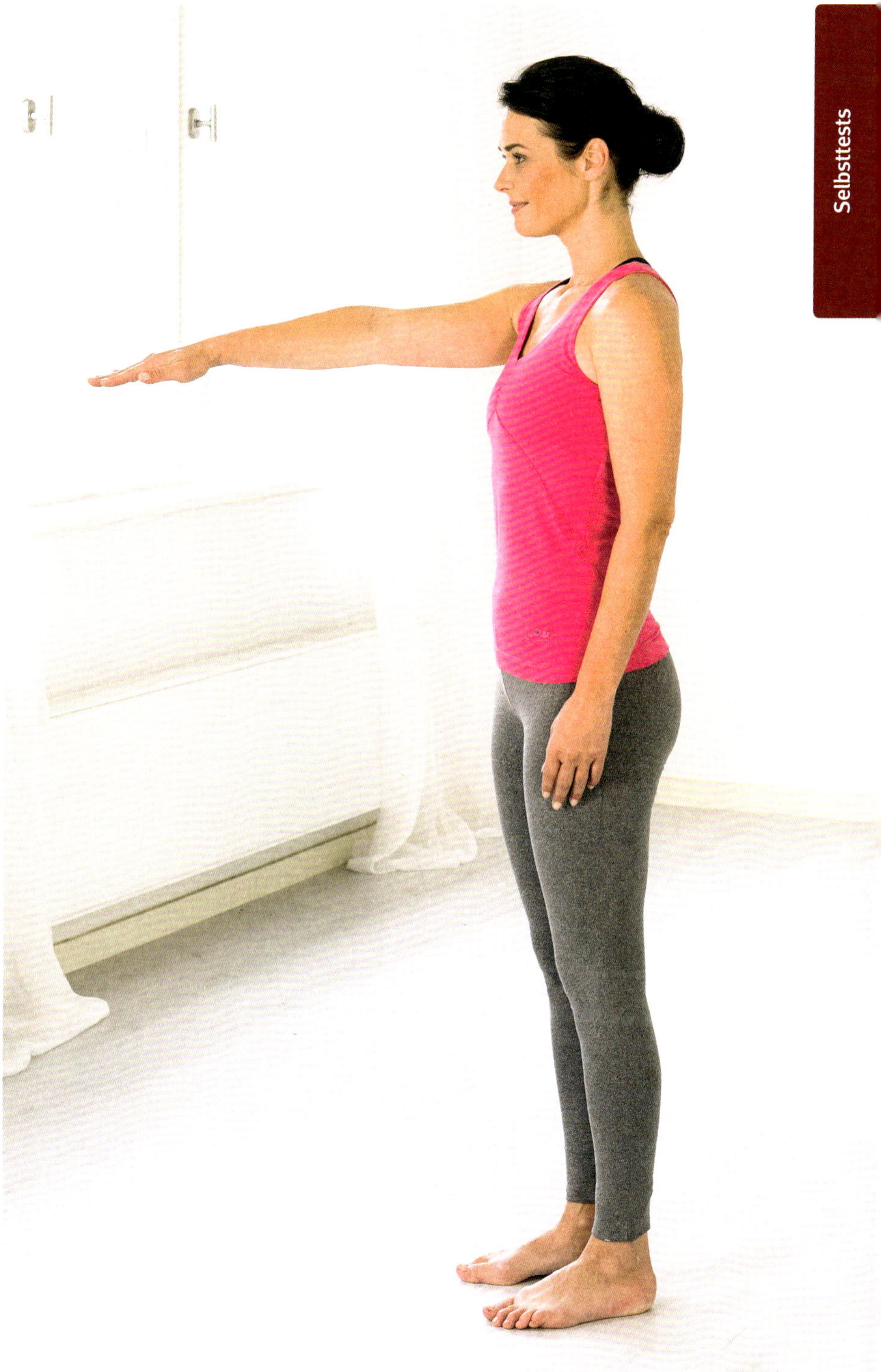

» Test 1:
Arm anheben

Test 2: Armheben nach außen (Abduktionsfähigkeit)

Auch das seitliche Anheben des Armes ist im Alltag eine häufige Bewegung. Meist kommt sie in Kombination mit Drehbewegungen vor, wie z. B. dem seitlichen Abstellen von Gegenständen oder Wegräumen von Dingen auf dem Schreibtisch.

Ausgangsposition: Für diesen Test sollte der Arm in der Startposition ebenfalls frei hängen können. Der Test kann sowohl im Stehen als auch im Sitzen durchgeführt werden. Stehen Sie aufrecht und lassen Sie den Arm seitlich locker hängen. Dabei zeigt der Daumen nach vorne. Stellen Sie die Füße etwa eine Fußbreite nebeneinander auf und halten Sie Ihren Oberkörper in einer aufrechten Position.

Durchführung: Nun führen Sie den Arm mit normalem Bewegungstempo seitlich nach außen oben. Bis der Arm auf Schulterhöhe ankommt, zeigt der Daumen nach vorne. Ab der Schulterhöhe darf der Arm leicht nach außen gedreht werden. Dabei darf auch der Daumen nach außen drehen.

Endposition: Das Ende der Testbewegung ist erreicht, wenn Sie Ihre Symptome (Schmerz, Spannung, Zug, unangenehme Empfindung etc.) wahrnehmen oder der Oberarm senkrecht neben dem Kopf steht. Dabei genügt es völlig, wenn Sie Ihre Symptome minimal bis leicht wahrnehmen. Sie müssen diese nicht stark oder voll reproduzieren. Merken Sie sich diese Position und die Intensität Ihrer Symptome für eine spätere Wiederholung der Testbewegungen.

Zu beachten: Wenn Sie den Test im Sitzen durchführen, achten Sie darauf, dass der Arm seitlich locker hängen kann, bevor Sie die Bewegung starten. Sitzen Sie dazu nahe an der Außenkante des Stuhles.

Auswertung: Das normale Bewegungsausmaß nach außen oben beträgt 150–180°. Im Normalfall sollten keine Symptome (Schmerz, Spannung, Ziehen etc.) auftreten. Beurteilen Sie Ihr aktives Bewegungsausmaß und die auftretenden Symptome (auf einer Skala von 0–10). Notieren Sie Ihr Ergebnis für eine spätere erneute Überprüfung.

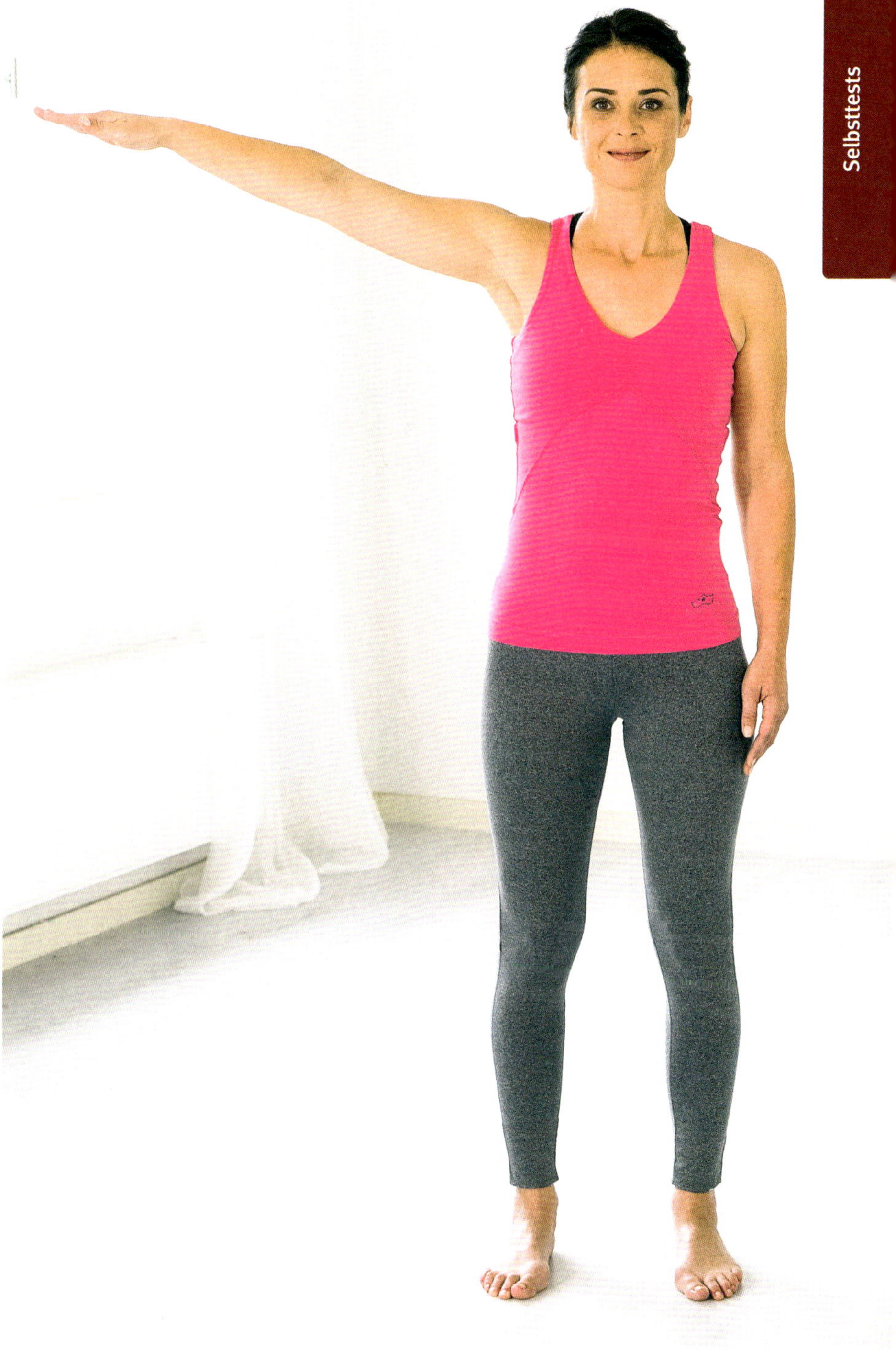

» Test 2: Seitliches Anheben des Armes

Test 3: Griff an die gegenüberliegende Schulter (Adduktionsfähigkeit horizontal)

Das Heranführen des Armes an die Körpermitte und das Überschreiten dieser Körpermitte sollten im unteren Bereich (Bauchnabel) und im oberen Bereich (Schulter) möglich sein. Im Alltag wird diese Beweglichkeit z. B. benötigt, um Türen zu öffnen, um sich an der Schulter zu kratzen oder um einen Ordner in ein Regal zu stellen.

Ausgangsposition: Diese Testbewegung kann im Stehen oder auch im Sitzen durchgeführt werden. Im Stand nehmen Sie wieder die normierte Ausgangsstellung ein (aufrecht, Füße eine Fußbreite nebeneinander, hängende Arme).

Durchführung: Bewegen Sie nun den Arm über die Mitte auf die andere Körperseite. Dazu greifen Sie mit der Hand über die gegenüberliegende Schulter oder versuchen mit der Hand möglichst weit nach hinten an das Schulterblatt zu greifen. Zusätzlich können Sie den Ellbogen in der Endstellung noch nach oben anheben (Innenrotation) oder nach unten absenken (Außenrotation). So testen Sie auch noch die Rotationsfähigkeit Ihrer Schulter in der Testposition.

Endposition: Das Ende der Testbewegung ist erreicht, wenn Sie Ihre Symptome (Schmerz, Spannung, Zug, unangenehme Empfindung etc.) wahrnehmen. Dabei genügt es völlig, wenn Sie Ihre Symptome leicht wahrnehmen. Sie müssen diese nicht voll oder stark reproduzieren. Merken Sie sich diese Position für eine spätere Wiederholung der Testbewegungen.

Zu beachten: Verhindern Sie eine Ausweichbewegung mit dem Oberkörper (z. B. eine Seitneigung) oder mit dem Schultergürtel (z. B. ein Anheben der Schulter oder des Schulterblattes).

Auswertung: Für diese Testbewegung beurteilen Sie das Heranführen des Armes an oder über die Körpermitte und die Fähigkeit, den Arm in dieser Position nach innen und außen drehen zu können. Beurteilen Sie Ihr aktives Bewegungsausmaß und die auftretenden Symptome (auf einer Skala von 0–10). Notieren Sie Ihr Ergebnis für eine spätere erneute Überprüfung.

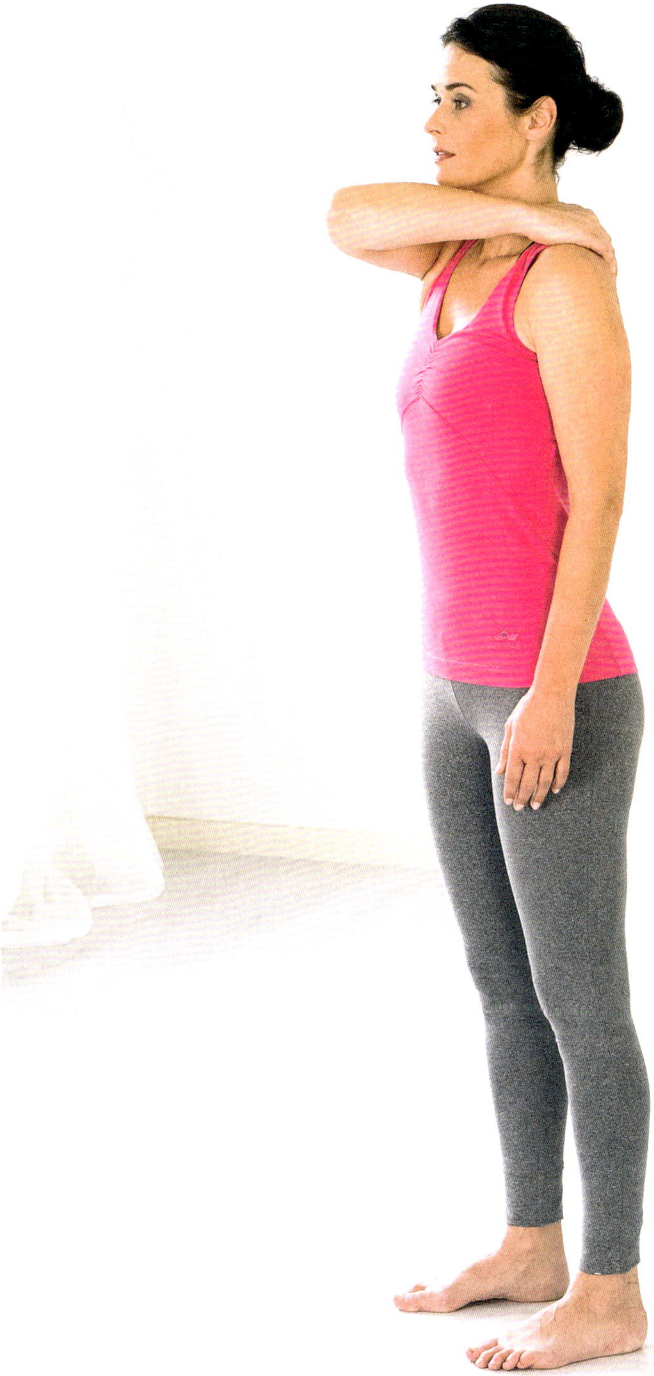

» Test 3:
Über die gegen-
überliegende
Schulter greifen

Test 4: »Hand behind back« (Streckung + Innenrotation + Adduktion)

Die Fähigkeit, den Arm hinter den Oberkörper bewegen zu können, benötigen wir ständig im Alltag, dabei ist sie mechanisch betrachtet sehr komplex. Von einem einfachen Shirt-/Hemd-in-die-Hose-Stopfen bis zum Herausziehen der Geldbörse aus der Gesäßtasche oder zum Durchfädeln eines Gürtels durch die Gürtelschlaufen ist diese Bewegungsanforderung im Alltag stets präsent. Dabei werden drei Bewegungsrichtungen zu einem mechanischen Anforderungsprofil miteinander gekoppelt: Arm nach hinten strecken, den Arm über die Körpermitte bringen und den Arm nach innen drehen.

Ausgangsposition: Diese Testbewegung führen Sie im Stehen aus. Wiederum stehen Sie aufrecht mit nebeneinander aufgestellten Füßen und hängenden Armen. Halten Sie den Oberkörper ebenfalls in einer aufgerichteten Position.

Durchführung: Greifen Sie mit dem Arm und der Hand hinter den Körper – in Richtung Hosenbund oder Gesäßtasche.

Endposition: Das Ende der Testbewegung ist erreicht, wenn Sie Ihre Symptome (Schmerz, Spannung, Zug, unangenehme Empfindung etc.) wahrnehmen. Dabei genügt es völlig, wenn Sie Ihre Symptome leicht wahrnehmen. Sie müssen diese nicht voll oder stark reproduzieren. Merken Sie sich diese Position für eine spätere Wiederholung der Testbewegungen.

Zu beachten: Beurteilen Sie, bei welcher Komponente (Streckung des Armes nach hinten, Drehung des Armes nach innen oder Heranführen des Armes an die Körpermitte) Sie die meisten Beschwerden haben. Diese Differenzierung der einzelnen Bewegungskomponenten hilft Ihnen bei einem erneuten Test dabei, die Veränderungen besser wahrnehmen zu können.

Auswertung: Beurteilen Sie Ihr aktives Bewegungsausmaß und die auftretenden Symptome (auf einer Skala von 0–10). Stellen Sie fest, bei welcher mechanischen Komponente (Streckung, Drehung, Heranführen) Sie welche Symptome wahrnehmen. Notieren Sie Ihr Ergebnis für eine erneute Überprüfung.

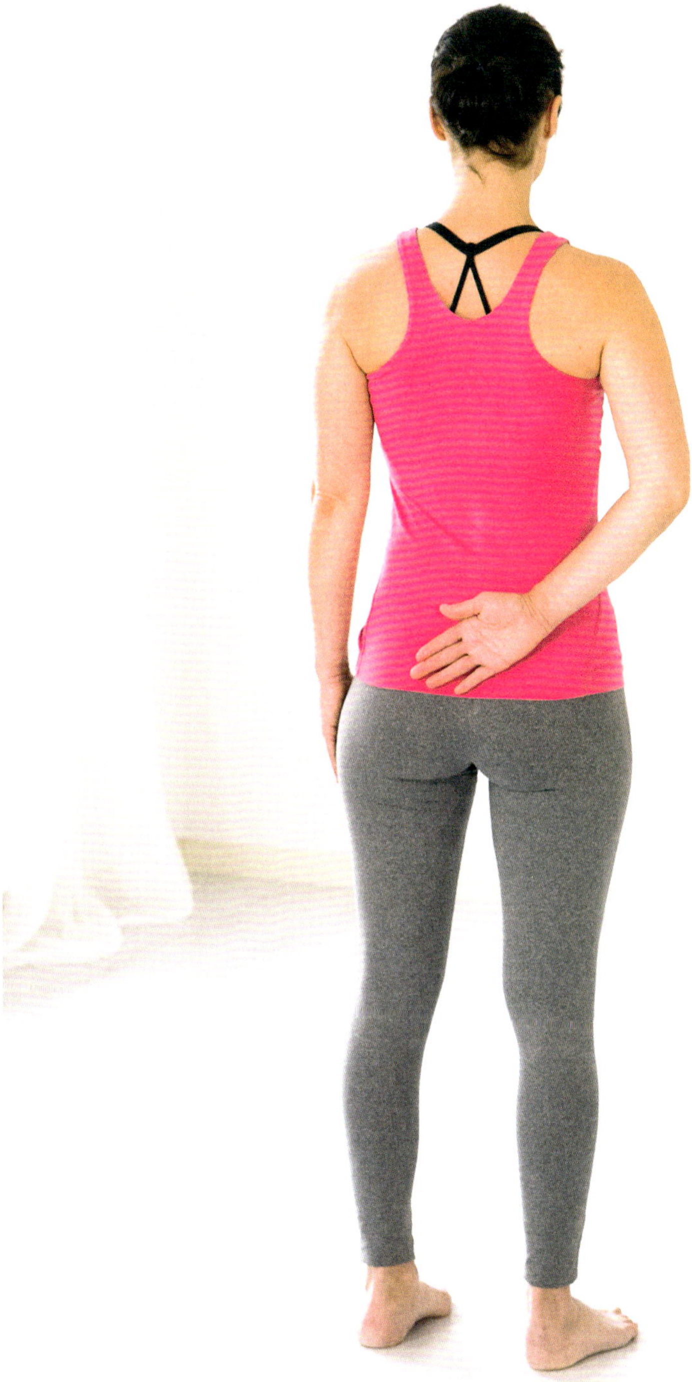

Test 4: Nach hinten greifen

Test 5: Nackengriff (Rotationsfähigkeit)

Um die Beweglichkeit der Schultergelenke zu beurteilen, ist der sogenannte »Nackengriff«, bei dem die Hände im Nacken zusammengebracht werden, eine gute Möglichkeit. Ob beim Kämmen, Föhnen oder beim Abrubbeln des Rückens mit einem Handtuch – diese Bewegung wird im Alltag häufig eingesetzt. Der nach oben geführte Arm benötigt die Komponenten Beugung, Außenrotation und Abduktion, wohingegen der untere Arm die Komponenten Streckung, Innenrotation und Adduktion belastet. So kommen alle sechs Bewegungsrichtungen in diesem Test vor.

Ausgangsposition: Diese Testbewegung kann im Stehen oder im nicht angelehnten Sitz geprüft werden. Stehend nehmen Sie wieder die standardisierte Position (aufrechter Stand, Füße nebeneinander mit hängenden Armen) ein.

Durchführung: Versuchen Sie Ihre Hände hinter dem Körper zusammenzubringen. Einen Arm führen Sie dazu hinter den Kopf, den anderen von unten hinter den Rücken. Wechseln Sie dabei den oberen Arm jeweils ab: Einmal ist der rechte Arm oben, dann der linke Arm.

Endposition: Das Ende der Testbewegung ist erreicht, wenn Sie Ihre Symptome (Schmerz, Spannung, Zug, unangenehme Empfindung etc.) wahrnehmen. Dabei genügt es völlig, wenn Sie Ihre Symptome leicht wahrnehmen. Sie müssen diese nicht voll oder stark reproduzieren. Merken Sie sich diese Position für eine spätere Wiederholung der Testbewegungen.

Zu beachten: Ein asymmetrisches Ergebnis in puncto Bewegungsreichweite ist nahezu normal, da die Arme bei den meisten Menschen, je nach Gebrauch im Alltag, eine unterschiedliche Rotationsfähigkeit aufweisen. Die Bewegungen sollten dennoch symptomfrei sein (ohne Schmerz oder deutliche Bewegungseinschränkung).

Auswertung: Beurteilen Sie Ihr aktives Bewegungsausmaß und die auftretenden Symptome (auf einer Skala von 0–10). Stellen Sie fest, bei welcher mechanischen Komponente (Streckung, Drehung nach innen oder außen, Heranführen (Adduktion), Beugung oder Wegführen (Abduktion) Sie welche Symptome wahrnehmen. Notieren Sie Ihr Ergebnis für eine erneute Überprüfung.

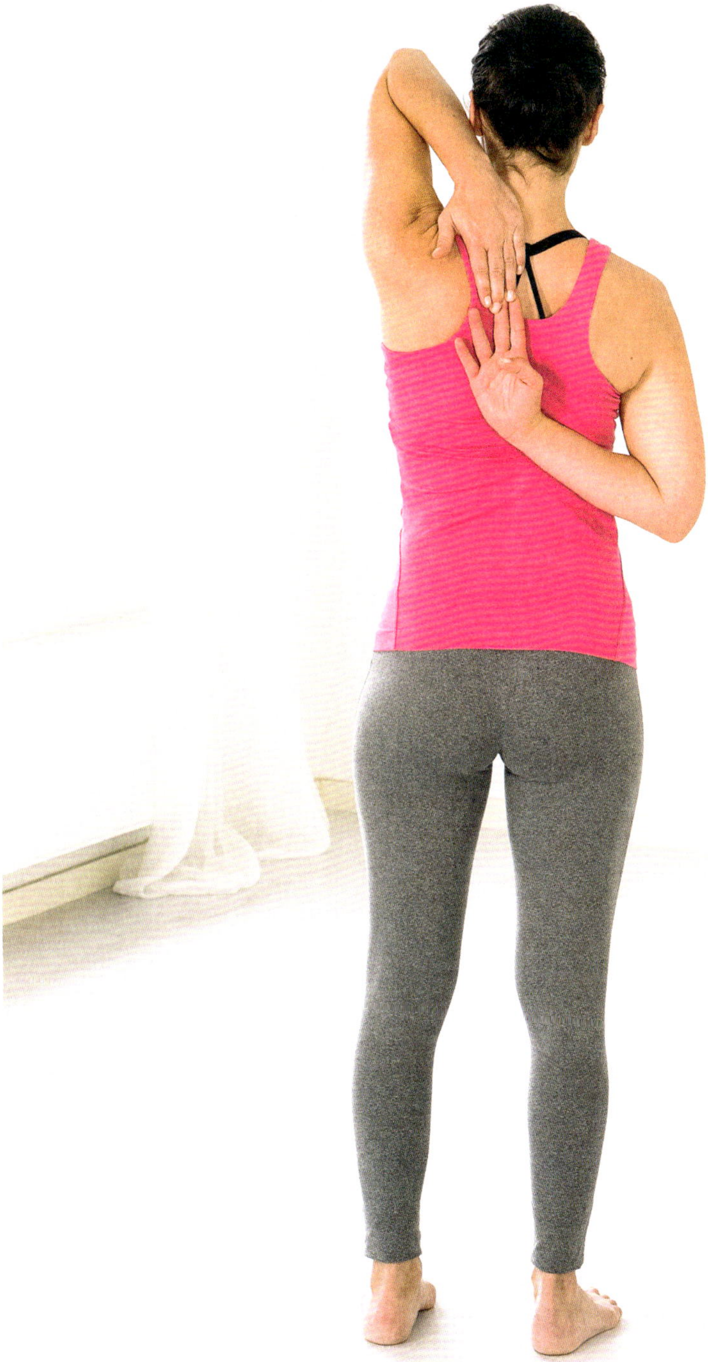

» Test 5:
Nackengriff

Test 6: ULSI-1: Einarmiges Überspringen eines Hindernisses

Unter Upper Limb Symmetry Index (ULSI) versteht man den Symmetrieindex der oberen Extremität.

Ein symmetrisches Kraftverhältnis zwischen dem rechten und linken Arm bzw. der Schulter ist erstrebenswert, um damit eine möglichst normale reibungsfreie Beweglichkeit sicherstellen zu können. Um für dieses Verhältnis einen Ausgangswert zu erhalten, sind die folgenden zwei Tests gedacht. Dabei werden die Kraft, Koordination und Ausdauerfähigkeit des Schulterkomplexes im direkten Seitenvergleich getestet. Es wird die Anzahl der korrekt durchgeführten Wiederholungen der Testübung in einer festgelegten Zeitspanne (hier 30 Sekunden) im Seitenvergleich ermittelt.

Als Hindernis kann eine Blackroll dienen oder Sie falten ein Handtuch so zusammen, dass es maximal 20 cm breit ist. Nun testen Sie nacheinander Ihre beiden Arme. Beginnen Sie mit Ihrem nicht betroffenen Arm. Gezählt werden die Wiederholungen innerhalb von 30 Sekunden.

Ausgangsposition: Nehmen Sie die Vierfüßlerposition ein und stützen Sie sich mit einem Arm neben dem Hindernis auf dem Boden ab. Dabei stehen die Knie unter den Hüftgelenken, Sie halten den Rücken gerade und nehmen einen Arm auf den Rücken oder halten den Arm vor dem Oberkörper.

Durchführung: Sie stoßen sich nun mit dem stützenden Arm vom Boden ab und landen auf der anderen Seite des Hindernisses. Dabei darf das Hindernis nicht berührt werden. Diese Bewegung wird nun 30 Sekunden lang durchgeführt – die Anzahl der gültigen Bewegungen in dieser Zeit wird dabei gezählt und mit der Gegenseite verglichen.

Endposition: Das Ende des Tests ist erreicht, wenn Sie Ihre Symptome (Schmerz, Spannung, Zug, unangenehme Empfindung etc.) wahrnehmen oder die 30 Sekunden um sind. Dabei genügt es völlig, wenn Sie Ihre Symptome leicht wahrnehmen. Sie müssen diese nicht voll oder stark reproduzieren.

Zu beachten: Vermeiden Sie Ausweichbewegungen mit dem Oberkörper, der Schulter oder dem Schulterblatt. Wenn Sie eine Ausweichbewegung oder Schmerzen registrieren, stoppen Sie den Durchgang.

Auswertung: Gezählt werden vollständige und korrekte Bewegungen der Testübung innerhalb der 30 Sekunden. Führen Sie den Test einmal mit dem rechten Arm und einmal mit dem linken Arm durch.

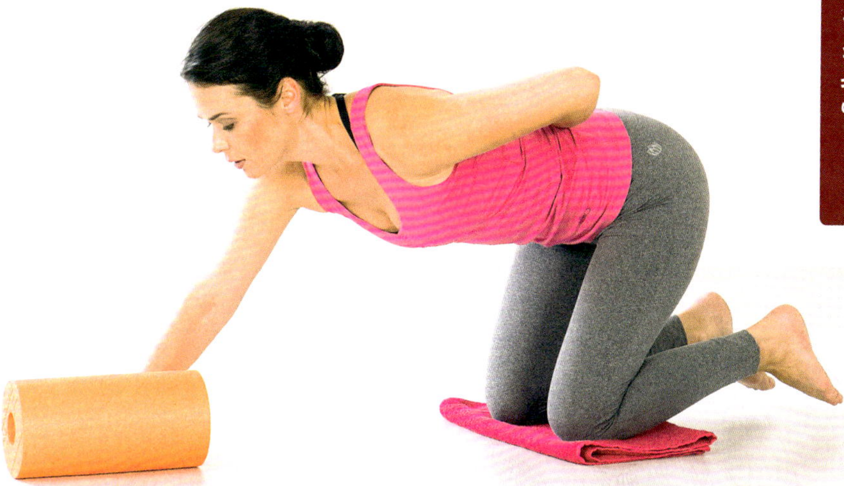

» Test 6: Ausdauer mit Kraft und Stabilität prüfen

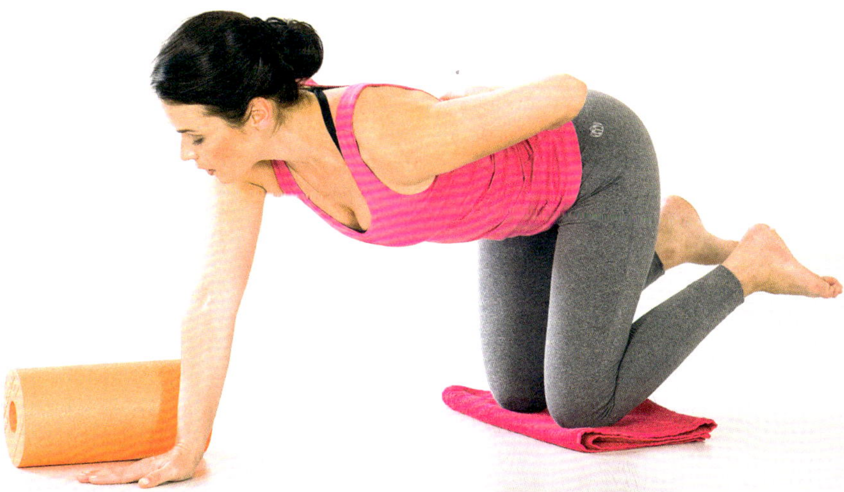

» Mit einem Arm wird das Hindernis »übersprungen«

Test 7: ULSI-2: Einarmige Abduktion gegen Widerstand

Für den folgenden Test benötigen Sie ein Theraband. Gegen den Widerstand des Bandes heben Sie einen Arm nach außen ab. Testen Sie nacheinander Ihre beiden Arme, dabei beginnen Sie mit Ihrem nicht betroffenen Arm. Gezählt werden die Wiederholungen innerhalb von 60 Sekunden.

Ausgangsposition: Stehen Sie im aufrechten Stand mit nebeneinander aufgestellten Füßen. Stellen Sie sich mittig auf das Theraband und halten Sie die Enden jeweils um die Hände gewickelt fest. Dabei sind die Enden vor dem Körper gekreuzt. Mit der Wickelung sollte das Band bereits leicht gespannt sein. Achten Sie auf eine symmetrische Spannung des Bandes.

Durchführung: Sie heben nun einen Arm gegen den Widerstand des Bandes seitlich bis zur Schulterhöhe an. Wiederholen Sie die Bewegung 60 Sekunden lang und zählen Sie Ihre Wiederholungsanzahl dabei. Diesen Wert vergleichen Sie mit der Gegenseite.

Endposition: Die Testbewegung endet auf Schulterhöhe bzw. wenn Sie Symptome spüren. Das Ende des Tests ist erreicht, wenn Sie Ihre Symptome (Schmerz, Spannung, Zug, unangenehme Empfindung etc.) wahrnehmen oder wenn die 60 Sekunden vorbei sind. Dabei genügt es völlig, wenn Sie Ihre Symptome leicht wahrnehmen. Sie müssen diese nicht voll oder stark reproduzieren.

Zu beachten: Vermeiden Sie Ausweichbewegungen mit dem Oberkörper, der Schulter oder dem Schulterblatt. Wenn Sie eine Ausweichbewegung oder Schmerzen registrieren, stoppen Sie den Durchgang.

Auswertung: Gezählt werden vollständige und korrekte Bewegungen der Testübung innerhalb der 60 Sekunden. Führen Sie den Test einmal mit dem rechten Arm und einmal mit dem linken Arm durch.

Mit diesen Testbewegungen und Testübungen ermitteln Sie Ihre Schwachstelle genauer. Nach der Durchführung wissen Sie, bei welchen Bewegungen und in welcher Bewegungsrichtung Ihre Symptome auftreten. So können Sie Ihre Übungen besser auswählen und vor allem erhalten Sie die Möglichkeit, bei einem erneuten Test die Veränderungen wahrzunehmen. Also frisch ans Werk und rein in die Übungen.

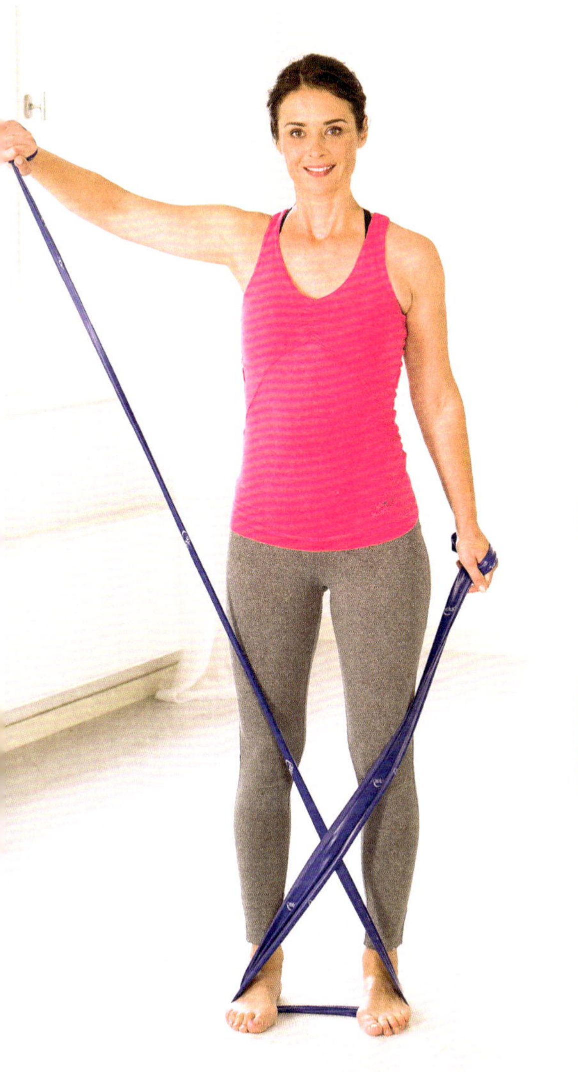

Test 7: Krafttest für die Schultermuskeln

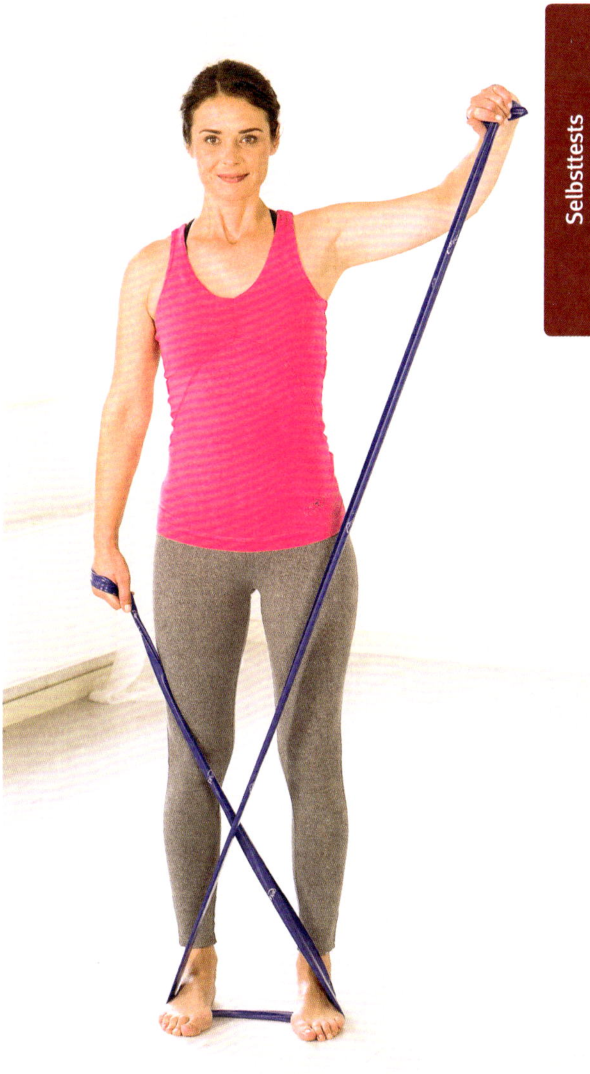

Vergleichen Sie Ihre Kraft immer mit der Gegenseite

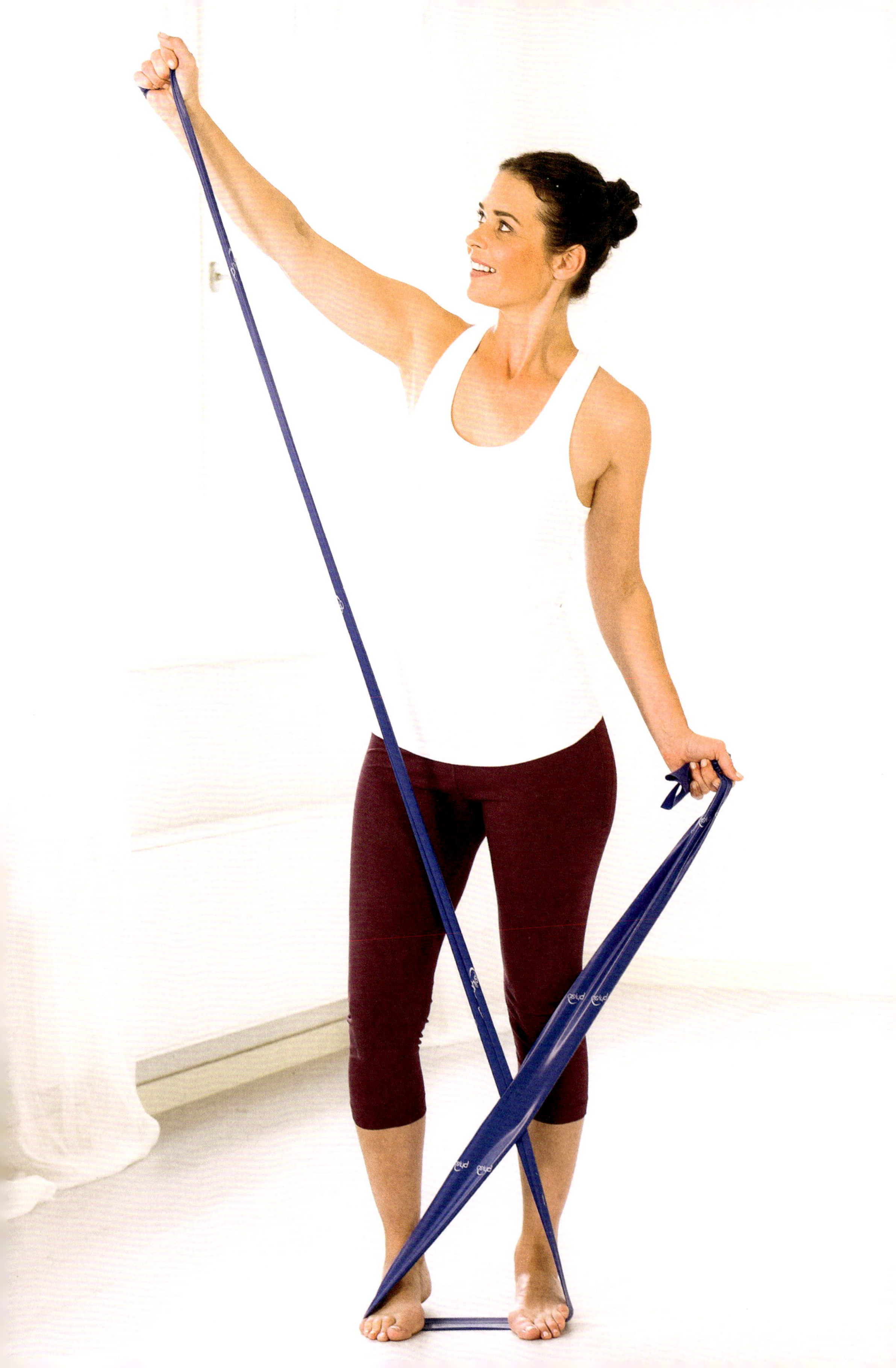

Ihr individuelles Übungsprogramm

Mit den hier vorgestellten Übungen können Sie Ihren Beschwerden gezielt abhelfen. Mobilisation, Kräftigung und Stabilisation werden Ihnen helfen, wieder schmerzfrei zu werden.

35 Übungen für Ihre Schulter

Mit den Tests haben Sie Ihre »Schwachstellen« identifiziert. Nun gilt es, die richtigen Übungen zu wählen, um die Probleme in den Griff zu bekommen.

Test 1–5 prüft die Beweglichkeit des Schultergelenkes in verschiedene Richtungen. Haben Sie vor allem bei diesen Tests Beschwerden oder Ihre Symptome reproduzieren können, sollten Sie auch möglichst Übungen zur Mobilisation wählen. So verbessern Sie effektiv Ihre Beweglichkeit. Ergänzen Sie Ihr Übungsprogramm aber auch mit den Übungen aus den anderen Bereichen.

Mit den Tests 6–7 hingegen können Koordination und Kraft beurteilt werden. Haben Sie vor allem bei diesen Tests ein asymmetrisches Ergebnis, sollten Sie auch eher Kräftigungsübungen und Koordinationsübungen auswählen.

Ergänzen Sie dabei Ihr Übungsprogramm immer mit anderen Übungen.

Übungen und Trainingsprogramme müssen vor allem eines sein: passend für möglichst viele Lebenssituationen und einfach durchzuführen. Die Übungsplanung orientiert sich primär an der bestehenden Problematik:

- bei akuten Problemen: tägliches Üben und Entlasten (ca. 5–10 Minuten Übungszeit)
- bei chronischen Problemen: regelmäßiges Üben (2 × pro Woche für 25–35 Minuten)
- bei einseitigen Belastungen (Arbeitshaltung Schreibtisch): kleine Übungen für zwischendurch (ca. 1–2 Minuten Übungszeit)

Akute Beschwerdephasen

Haben Sie akute Beschwerden mit Schmerzen oder einer eingeschränkten Bewegungsfähigkeit, ist die Motivation meist entsprechend hoch. Setzen Sie sich vorerst wenn möglich täglich mit Ihrem Problem auseinander. Sehr hilfreich ist dabei das »10-Minuten-Trainingsprogramm«. Dieses stellen Sie nach Ihren Beschwerden zusammen. In der Regel reichen 3–5 Übungen aus. Sie können auch 5 inhaltlich verschiedene Tagesprogramme entwerfen, um ein wenig Abwechslung in das Training zu bringen.

Vorbeugung und Aufrechterhaltung des Erfolgs

Haben Sie Ihre Beschwerden weitgehend im Griff, kann ein kurzes Übungsprogramm, das nicht viel Zeit und Aufwand fordert, Ihnen die nötige Stabilität für alltägliche Belastungen bieten. Gewöhnen Sie sich an, täglich ein paar Minuten in Ihre Schulter zu investieren mit Übungen, mit denen Sie in den anderen Phasen gute Erfahrungen gemacht haben. Überraschen Sie Ihren Körper aber auch mit neuen Bewegungen und Haltungen – tun Sie das Unerwartete.

Der Übungskatalog bietet Übungen zu folgenden neun Schwerpunkten:

Warm-up

Jedes effektive Training und jede Rehabilitationsmaßnahme beginnt mit einem Warm-up (Seite 50) des betreffenden Körperteils. Das sind die Vorteile:

1. Durchblutungssteigerung Die Durchblutung von Haut und Muskulatur nimmt durch aktive Bewegung deutlich zu.

2. Steigerung des Blutdruckes Durch die Durchblutungssteigerung von Muskeln und Haut erhöht sich auch die umlaufende Blutmenge im Körper; damit steigt der Blutdruck an.

3. Anstieg der Körperkerntemperatur Mit gesteigerter Blutumlaufmenge, einer schnelleren Fließgeschwindigkeit und der einsetzenden Muskelaktivität steigt auch die Körpertemperatur deutlich an. Dadurch wird das Gewebe (Muskel und Bindegewebe) elastischer und anpassungsfähiger an die Belastungsanforderungen.

Restbeschwerden oder chronische Probleme

Eine abklingende Akutphase oder auch chronische Beschwerden (solche, die konstant länger als 6 Monate bestehen) erfordern fortdauernde Trainingseinheiten. Auch wenn die Beschwerden weniger werden, ist es wichtig, am Ball zu bleiben. Dasselbe gilt natürlich auch für chronische Beschwerden: Bleiben Sie unbedingt dran. Dazu bietet sich das »2×30-Minuten-Programm« an: optimale Effektivität bei überschaubarem zeitlichem Aufwand. Für dieses Trainingsprogramm wählen Sie 8–12 Übungen aus, die zu Ihren Beschwerden passen. Diese führen Sie dann 2×pro Woche durch. Zwischen den Trainingseinheiten sollte jeweils eine Pause von 1–2 Tagen liegen. Gerne können Sie auch verschiedene Trainingsprogramme für jeden Ihrer Trainingstage entwerfen und anwenden.

4. Anpassung des Herz-Kreislauf-Systems Da nun mehr Blut im Umlauf ist und der Körper aufgrund der Aktivität mit mehr Nähr- und Baustoffen versorgt werden muss, werden die physiologischen energieliefernden Prozesse im Stoffwechsel beschleunigt und optimiert.

5. Beschleunigte Atmung Der gesteigerte Sauerstoffbedarf, der durch ein aktiviertes Muskel- und Nervensystem entsteht, muss nun durch schnellere und vor allem tiefere Atemzüge gedeckt werden.

6. Anpassungen des Nervensystems Das Zusammenspiel der Muskulatur wird optimiert und erlaubt eine ökonomischere Bewegungsdurchführung.

7. Bessere Muskelleistung Durch die beschleunigte Durchblutung der Muskulatur können größere Kraftleistungen erzielt werden.

8. Bessere Belastbarkeit Kapsel-Band-Apparat und bindegewebige Hüllen werden elastischer und belastbarer.

Mobilisation

Mobilisationsübungen (Seite 52) dienen primär der Bewegungserweiterung. Durch repetitives Arbeiten an den einzelnen Bewegungsrichtungen verbessern sich die Elastizität aller an der Bewegung beteiligten Strukturen, die Bewegungskontrolle und damit auch das motorische und mechanische Zusammenspiel der beteiligten Muskeln und der zugehörigen Nerven. Mobilisationsübungen können auch sehr erfolgreich zur Reduktion von Bewegungsschmerz eingesetzt werden.

Im Test konnten Sie bereits herausfinden, welche Bewegungsrichtung Ihres Schultergelenkes Ihnen die meisten Beschwerden bereitet. Genau diese Bewegungen sollten Sie nun mit der entsprechenden Übung mobilisieren. Führen Sie dazu die Bewegungen anfangs nur bis zu dem Punkt aus, an dem Ihre Symptome einsetzen. Steigern Sie das Bewegungsausmaß langsam und kontrolliert.

Kräftigung

Kraft ist eine grundlegende Voraussetzung für kontrollierte Bewegungen, dynamische Elastizität und Belastbarkeit. Durch Kräftigungsübungen (Seite 62) wird zudem das Zusammenspiel zwischen Muskeln und Nerven optimiert und auch eine schnellere Regenerationsfähigkeit erreicht. Es lohnt sich also, die Muskeln auch auf »Kraft« zu belasten und zu trainieren.

Zentrierende Übungen

Mit diesen Übungen (Seite 70) optimieren Sie die Lagebeziehung zwischen dem Oberarmkopf und der Gelenkpfanne im Schulterblatt. Sie positionieren dabei den Oberarmkopf zentrisch in der Gelenkpfanne und sorgen damit für eine bessere Passgenauigkeit der beiden Gelenkpartner bei allen Bewegungen. Zudem werden auch die Schultermuskeln, die Anteile der Gelenkkapsel und die Stabilisationsbänder aktiviert. Diese Übungen verhelfen Ihrer Schulter zu mehr Stabilität und Bewegungssicherheit.

Entspannung und Lockerung

Die Entspannungsübungen (Seite 74) können zwischendurch oder auch einzeln immer wieder durchgeführt werden.

Stabilisation

Die Fähigkeit, ein Gelenk während Bewegung und Aktivität stabil zu halten, ist grundlegend für ein verletzungsfreies sportliches Freizeitverhalten. Stabilität (Seite 76) wird erreicht durch ein optimales Zusammenspiel von Beweglichkeit, motorischer Kontrolle (also der Kooperation von Nerven und Muskeln) und einer optimalen Kraftentfaltung in allen Phasen einer Bewegung. An allen Aspekten dieser Stabilität kann gearbeitet werden. Die Übungen liefern einen Ansatz zur Verbesserung der Stabilität der Schultergelenke.

Koordination

Kettlebell-Übungen (Seite 82) sind aufgrund der Schwungphase und der anschließend geforderten Stabilisation des Trainingsgerätes optimal, um ein koordiniertes Zusammenspiel von Muskeln, Sehnen, Gelenkkapsel und den steuernden Nerven zu fördern. Alternativ können Sie diese Übungen auch mit einer Kurzhantel durchführen.

Seilzugübungen

Ein Seilzug (Seite 90) stellt ein funktionelles Multitool für das Training oder die aktive Rehabilitation Ihrer Schulter dar. Er kann vielseitig für die gezielte und effektive Bewegungserweiterung (Mobilisation) oder auch zur Kräftigung eingesetzt werden. Zudem können Sie mit einem Seilzug Ihr Übungsrepertoire erweitern und so Ihr Training auch abwechslungsreicher gestalten. Sie können Ihren Seilzug einfach selbst bauen (Seite 98).

Rollout mit der Blackroll

Ein Rollout (Seite 100) der faszialen Armlinien ist zielführend für mehr Elastizität und Bewegungsreserve. Gerade die Strukturen in der Schulterregion reagieren sehr gut mit Bewegungserweiterung und nicht selten mit Schmerzreduktion auf die Stimulation des faszialen Gewebes durch diese Faszienübungen.

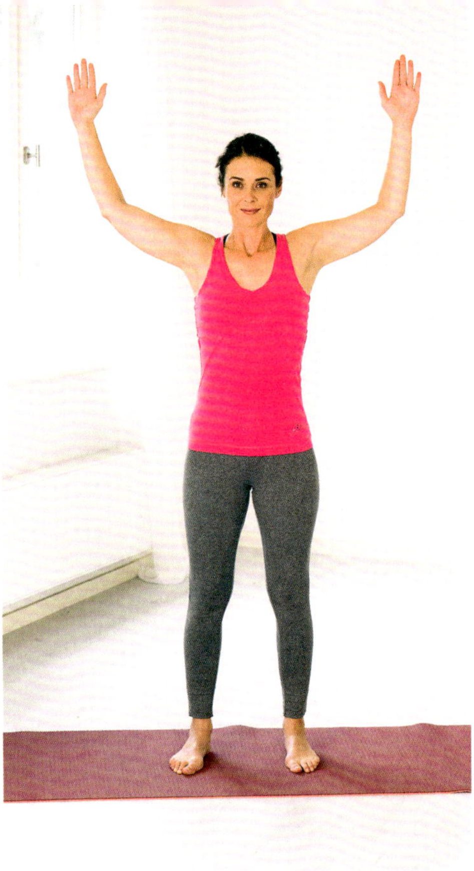

Obere Armschwinge

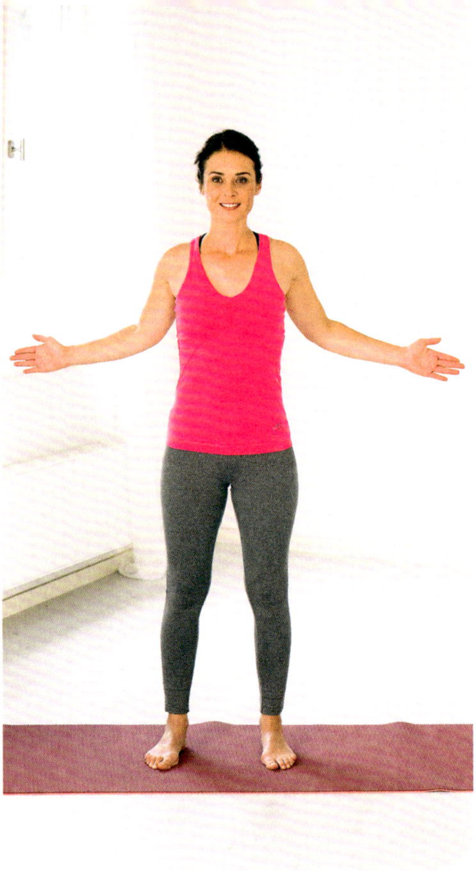

Untere Armschwinge

Armschwingen

Ausgangsposition: Sie stehen im aufrechten Stand, die Füße etwa mit schulterbreitem Abstand.

Durchführung: Heben Sie die Arme abwechselnd nach oben hinten und unten hinten an. Aus einer Kombination dieser beiden Bewegungen können Sie auch eine kreisende Bewegung der Arme machen. Sie können diese Bewegung abwechselnd nach oben und unten durchführen oder Sie machen zunächst 30 Wiederholungen nach oben und dann nach unten. Nehmen Sie dabei die Arme nicht maximal weit nach oben, sondern heben Sie die Oberarme knapp über Schulterhöhe an. Vollführen Sie zu Beginn lieber zwei Halbkreise nach oben und unten.

Endposition: Das Bewegungsende ist erreicht, wenn entweder Ihre Symptome auftreten oder wenn Sie das normale Bewegungsende auf Schulterhöhe erreicht haben.

Zu beachten: Beginnen Sie diese Bewegungen ohne Schwung und testen Sie während der ersten Wiederholungen, wie weit Sie die Bewegung ohne Symptome durchführen können. Stoppen Sie, bevor Symptome auftreten. Mit zunehmender Erwärmung des Bewegungsapparates können Sie die Übung auch mit etwas Schwung dynamischer durchführen.

4 × 30 Wiederholungen je Übung

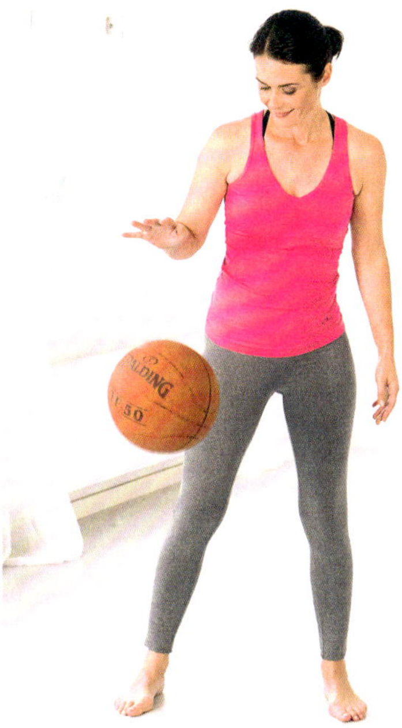

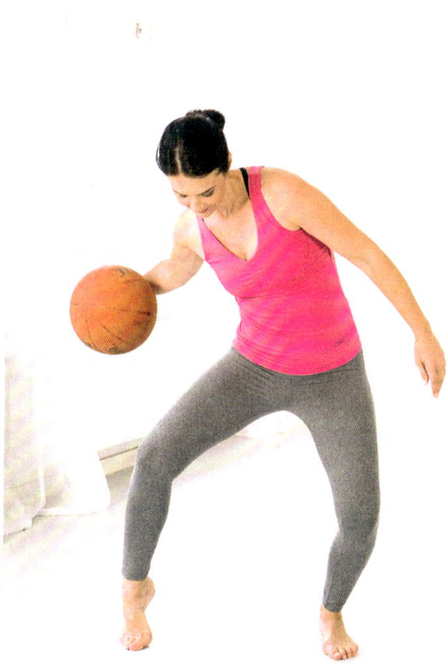

Ball prellen leicht gemacht

Durch die Beine ist die Übung koordinativ deutlich anspruchsvoller

Ball prellen

Ausgangsposition: Stehen Sie aufrecht und stellen Sie die Beine etwas mehr als schulterbreit auseinander. Für die Achtertouren können Sie auch in eine Schrittposition (ein Bein nach vorne) gehen.

Durchführung: Prellen Sie zunächst einen Ball vor dem Körper auf dem Boden. Dabei übergeben Sie den Ball beim Prellen von rechts nach links und zurück. Beim Wechsel von rechts nach links hat der Ball einen Bodenkontakt. Alternativ können Sie den Ball auch prellend um die Beine herumführen. Versuchen Sie, die Form einer Acht mit dem Ball nachzuzeichnen (Achtertouren).

Zu beachten: Achten Sie auf Ihre Symptome und regulieren Sie die Bewegungen Ihrer Schulter und des Oberkörpers entsprechend. Versuchen Sie die Aufwärmübungen stets ohne Schmerzen durchzuführen.

4 × 30 Wiederholungen je Übung

Schulterstrecker

Ausgangsposition: Starten Sie die Übung im aufrechten Stand. Stabilisieren Sie Ihre Körpermitte durch Anspannung der Bauchmuskeln. Halten Sie ein längs gefaltetes Handtuch an den Enden mit beiden Händen hinter dem Oberkörper fest. Damit können Sie die Bewegung besser steuern und kontrollieren.

Durchführung: Strecken Sie beide Arme nach hinten aus und führen Sie das Handtuch vom Körper weg. Dazu heben Sie beide Arme nach hinten oben an. Sie können diese Bewegung alternativ auch mit einem Arm (dann im Wechsel rechts/links) durchführen. Mit jeder Wiederholung wird die Bewegung elastischer und leichter ablaufen. Variieren Sie zwischendurch das Bewegungstempo. Beginnen Sie mit langsamen Bewegungen und steigern Sie das Tempo angemessen.

Endposition: Das Bewegungsende ist erreicht, wenn Ihre Symptome auftreten oder wenn Sie die Arme nicht mehr weiter anheben können. Das normale Bewegungsende liegt bei ca. 45°. Sind beide Arme wieder in der Ausgangsposition angekommen, ist eine vollständige Wiederholung absolviert.

Zu beachten: Spüren Sie bewusst nach, an welchen Stellen Sie erhöhte Spannung oder gar Ihre Symptome wahrnehmen können. Arbeiten Sie besonders gezielt an diesen Stellen mit der Bewegung und versuchen Sie, diese Empfindungen zu reduzieren, indem Sie den Schmerz immer wieder etwas »ankratzen« und so die Beweglichkeit immer weiter erhöhen.

Anfangs wird die Bewegung leicht in den Oberkörper und den Nacken weiterlaufen – Sie beugen den Oberkörper und den Kopf nach vorne. Versuchen Sie, diese Bewegungen mit der Zeit besser zu kontrollieren und zu verhindern.

Einsteiger: 3 × 8–12 Wiederholungen

Mittelstufe: 5 × 15–18 Wiederholungen

Fortgeschrittene: 5 × 25–50 Wiederholungen

Mobilisation

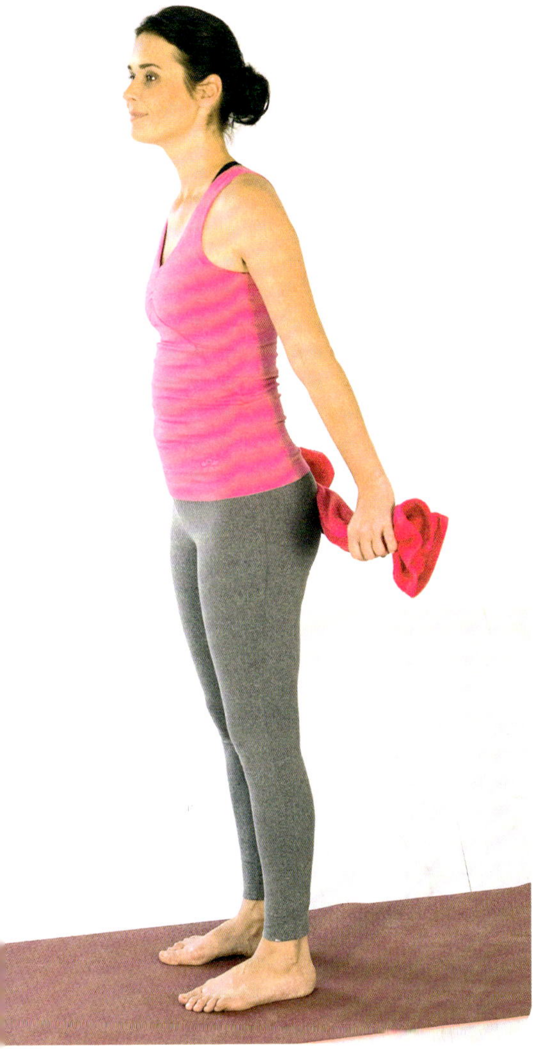

Starten Sie die Schulterstreckung hinter dem Oberkörper

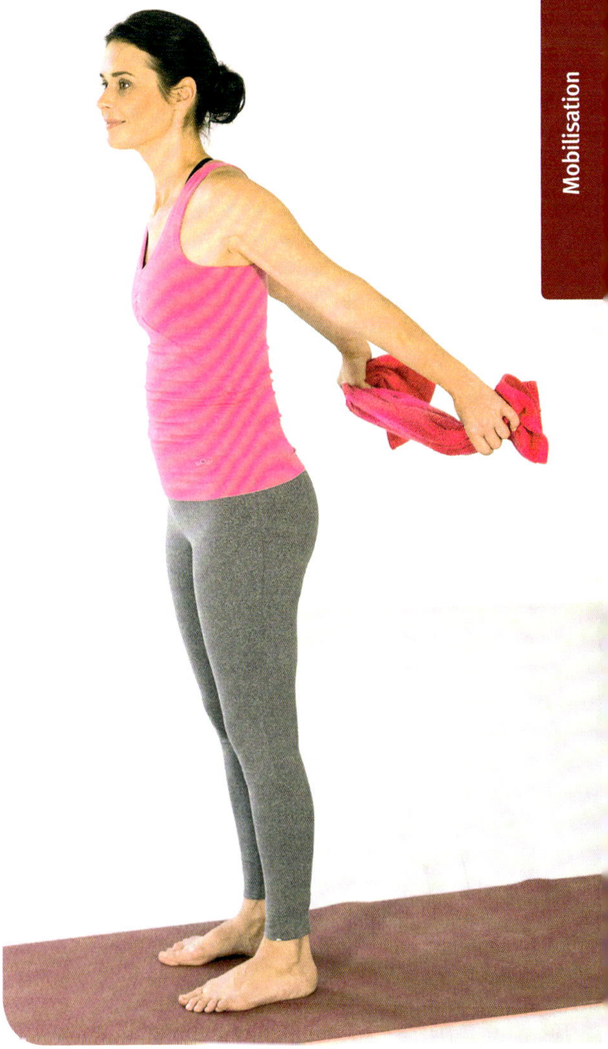

Für eine bessere Bewegungsführung straffen Sie ein Handtuch zwischen den Händen

Handtuch um den Kopf

Ausgangsposition: Falten Sie ein Handtuch längs zusammen und nehmen Sie die Enden in die Hände. Dabei befinden Sie sich im aufrechten Stand. Spannen Sie das Handtuch zwischen den Händen etwas, indem Sie von beiden Seiten einen leichten Zug entwickeln.

Durchführung: Strecken Sie Ihren linken Arm zur Seite, bis der rechte Arm gebeugt vor dem Kopf steht. Führen Sie nun den rechten, gebeugten Arm mit dem Handtuch über den Kopf nach hinten. Hinter dem Kopf strecken Sie nun den rechten Arm zur Gegenseite, bis Ihr linker Arm hinter dem Kopf gebeugt ist. Nun führen Sie Ihren linken, gebeugten Arm wieder über den Kopf nach vorne. Versuchen Sie, diese Bewegungen immer dicht am Kopf durchzuführen, und wechseln Sie auch die Richtung.

Endposition: Die Bewegungen gehen ineinander über. Es soll eine harmonische, fließende Bewegung ohne erkennbaren Start oder erkennbares Bewegungsende entstehen.

Zu beachten: Beim Führen des Handtuchs vor beziehungsweise hinter den Kopf muss die Schulter ihr ganzes Rotationspotenzial ausschöpfen. Machen Sie diesen Teil der Bewegung mit viel Sorgfalt und Elastizität. Treten an irgendeiner Stelle der Bewegung Schmerzen auf, stoppen Sie kurz vor dem Schmerz und gehen in die Ausgangsposition zurück. Führen Sie die Bewegung dann ein paar Mal (z. B. 3 × 10 Wiederholungen) in dieser Form durch: Bewegung bis an den Schmerz und zurück. Nach ein paar Übungstagen ist mit einer vergrößerten Beweglichkeit und einem reduzierten Schmerz zu rechnen.

Einsteiger: 3 × 8–12 Wiederholungen

Mittelstufe: 5 × 15–18 Wiederholungen

Fortgeschrittene: 5 × 25–50 Wiederholungen

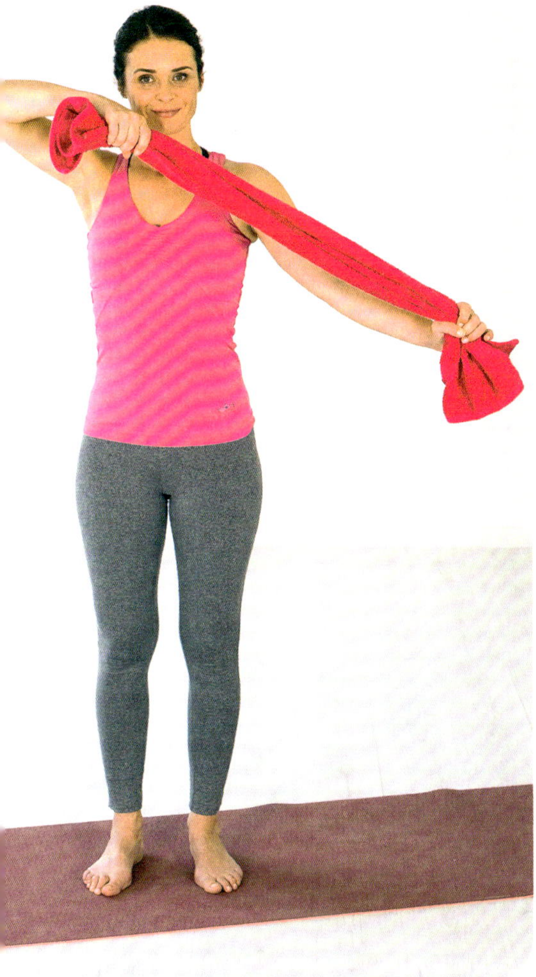

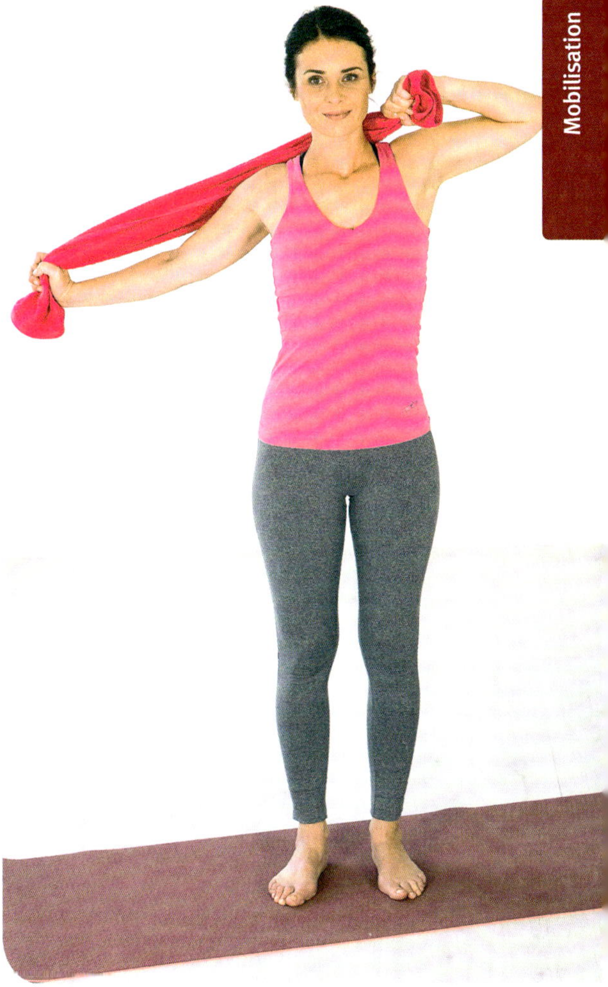

Start der Handtuchbewegung um den Kopf und Nacken

Ziehen Sie das Handtuch hinter dem Nacken vorbei auf die andere Seite

Rücken rubbeln vertikal

Ausgangsposition: Greifen Sie im aufrechten Stand ein längs gefaltetes Handtuch hinter dem Körper. Dabei greift ein Arm (hier der rechte Arm) das Handtuch von oben, der linke Arm greift das andere Ende des Handtuches von unten.

Durchführung: Nun strecken und beugen Sie im Wechsel Ihre beiden Arme und führen so das Handtuch hinter dem Rücken nach oben und unten (wie beim Abrubbeln nach dem Duschen). Dabei können Sie das Handtuch auf beiden Seiten auch weiter nach außen an den Rand Ihres Rückens führen. So bekommen die Schultergelenke noch weitere neue Bewegungsreize zur Mobilisation.

Endposition: Das Ende einer Bewegung ist erreicht, wenn der rechte Arm (wie im Bildbeispiel hier) gestreckt und der linke gebeugt ist. Sind beide Arme wieder in der Ausgangsstellung, ist eine komplette Wiederholung geschafft.

Zu beachten: Da es sich bei dieser Bewegung um eine Kombinationsbewegung handelt, spielen auch viele Faktoren eine Rolle. Der obere Arm hat immer die Komponenten Beugung, Außenrotation und Abduktion, wohingegen der untere Arm stets mit den Komponenten Streckung, Innenrotation und Adduktion arbeitet.

Einsteiger: 3 × 8–12 Wiederholungen

Mittelstufe: 5 × 15–18 Wiederholungen

Fortgeschrittene: 5 × 25–50 Wiederholungen

Anmerkungen: Führen Sie die geforderten Wiederholungen auch umgekehrt, also mit dem linken Arm oben, durch.

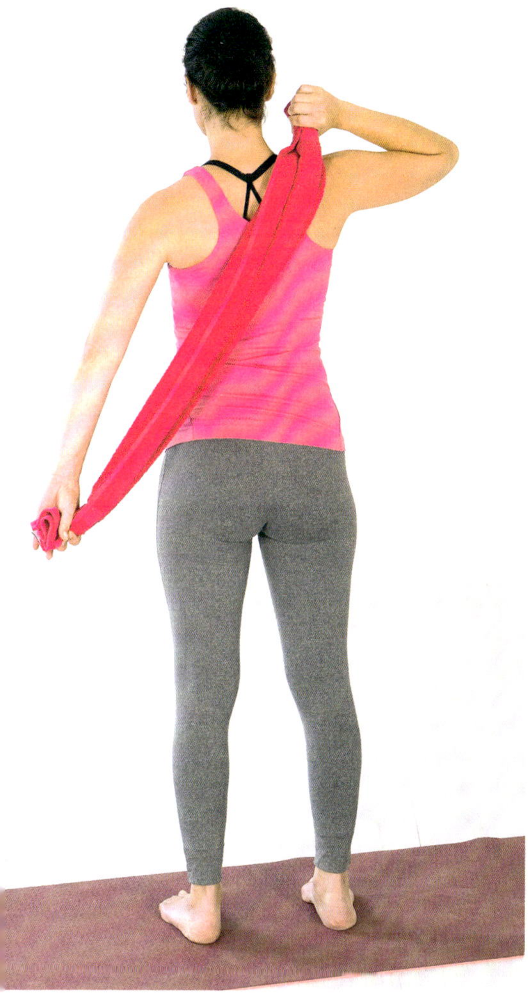

Rücken rubbeln: Ziehen Sie das Handtuch nach unten

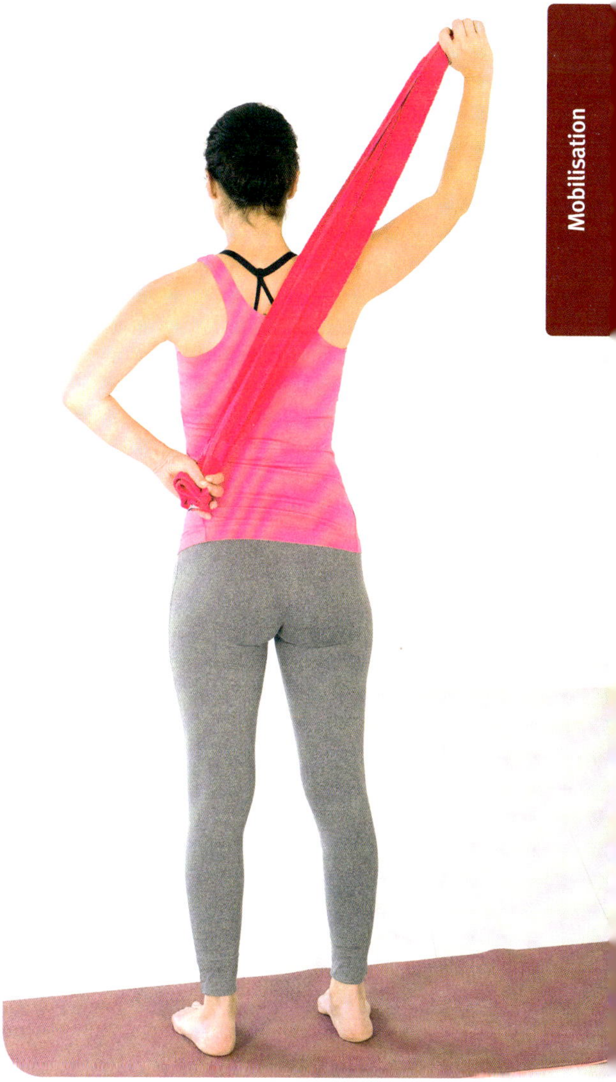

Rücken rubbeln: Ziehen Sie das Handtuch auch wieder nach oben

Rücken rubbeln horizontal

Ausgangsposition: In stehender Ausgangsposition greifen Sie das Handtuch an den Enden und halten es quer hinter dem Oberkörper mit beiden Händen fest. Richten Sie dabei Ihren Oberkörper etwas auf und halten Sie die Körpermitte durch Anspannen der Bauchmuskulatur stabil.

Durchführung: Ziehen Sie das Handtuch nun durch wechselseitiges Strecken und Beugen der Arme von rechts nach links über den unteren Rücken. Dabei kann das Handtuch über die Lendenwirbelsäule gezogen werden oder auch über den oberen Anteil des Gesäßes. Diese kleine Variante erweitert die Mobilisationsübung und liefert neue elastische Bewegungsreize für mehr Bewegungsfreiheit in der Schulter.

Alternativ können Sie immer mit einem Arm dem anderen einen Widerstand geben, indem Sie die Streck- und Abspreizbewegung des anderen Armes durch Gegenhalten bremsen. Dann können Sie diese Übung auch zur Kräftigung nutzen.

Endposition: Das Bewegungsende ist erreicht, wenn ein Arm gestreckt, der andere gebeugt ist. Wieder in der Ausgangsstellung angekommen, gilt eine Wiederholung als absolviert.

Zu beachten: Vermeiden Sie Ausweichbewegungen mit dem Oberkörper, wie z. B. nach vorne oder zur Seite beugen. Beginnen Sie wieder mit einer langsamen Durchführung dieser Übung. Später können Sie sie durchaus auch mit Schwung und mehr Dynamik durchführen und so vermehrt die elastischen Strukturen (Kapsel, Faszien etc.) in der Bewegung fordern.

Einsteiger: 3 × 8–12 Wiederholungen

Mittelstufe: 5 × 15–18 Wiederholungen

Fortgeschrittene: 5 × 25–50 Wiederholungen

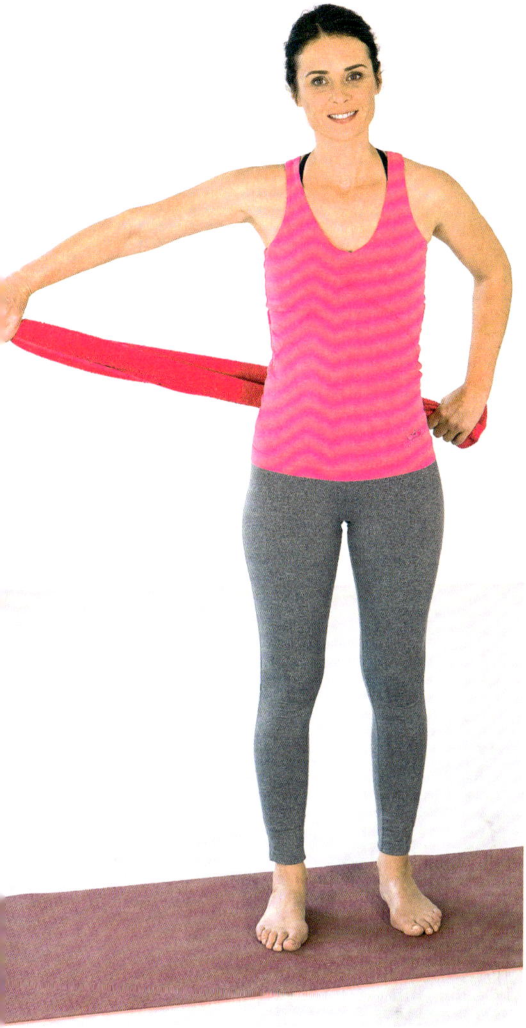

Auch auf der Höhe des unteren Rückens sind Bewegungen wichtig

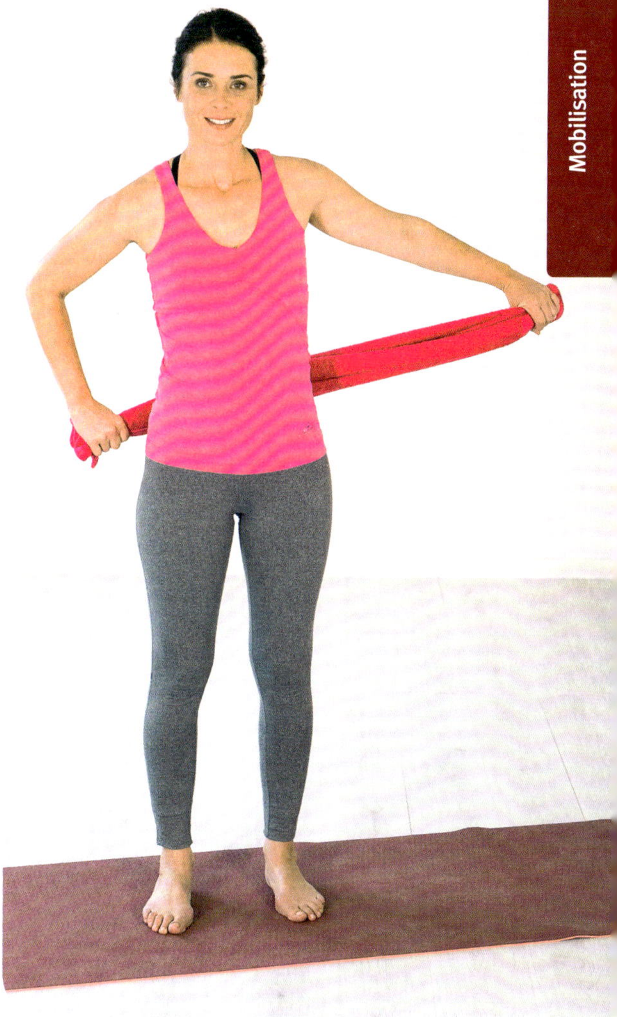

Die Bewegung ist dieselbe wie beim »Hemd-in-die-Hose-Stecken«

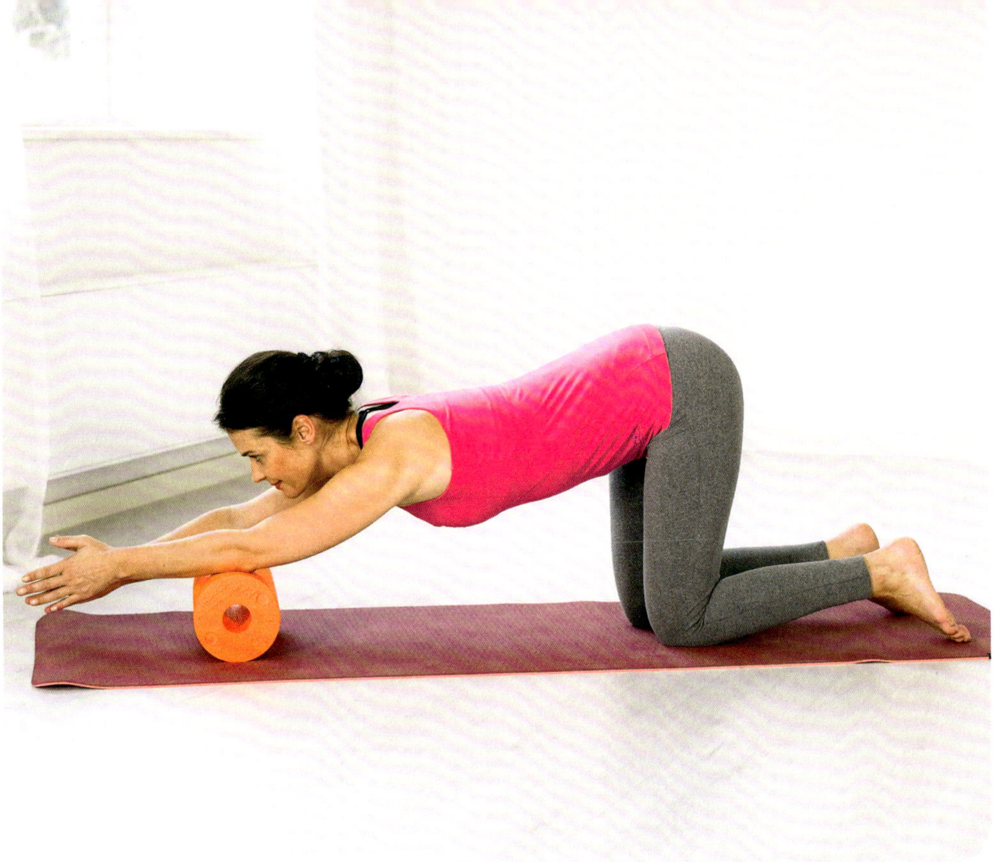

Strecken Sie die Schulter lang nach vorne

Rollstrecker

Ausgangsposition: Positionieren Sie im Vierfüßlerstand die Knie unter den Hüftgelenken, die Unterarme stützen den Oberkörper auf einer Blackroll ab. Halten Sie Ihre Körpermitte durch Anspannen der Bauchmuskeln stabil und stützen Sie damit auch Ihre Wirbelsäule.

Durchführung: Schieben Sie beide Arme über die Blackroll nach vorne. Dadurch bewegt sich die Rolle über den Unterarm auf den Ellbogen zu und die Beugung in der Schulter verstärkt sich. Durch Streckung und Beugung der Ellbogen- und Schultergelenke wechseln Sie zwischen Ausgangs- und Endposition hin und her, um die Schultergelenke in die Beugung zu mobilisieren.

Endposition: Das erste Bewegungsende ist mit gestreckten Armen erreicht. Sind Sie wieder in der Ausgangsposition, haben Sie eine Wiederholung geschafft.

Zu beachten: Stabilisieren Sie die Schultergelenke. Mit gestreckten Armen entsteht eine enorme Hebelwirkung. Diese können Sie durch einen Druck beider Arme nach unten in die Rolle ausgleichen.

Einsteiger: 3 × 8–12 Wiederholungen

Mittelstufe: 5 × 15–18 Wiederholungen

Fortgeschrittene: 5 × 25–50 Wiederholungen

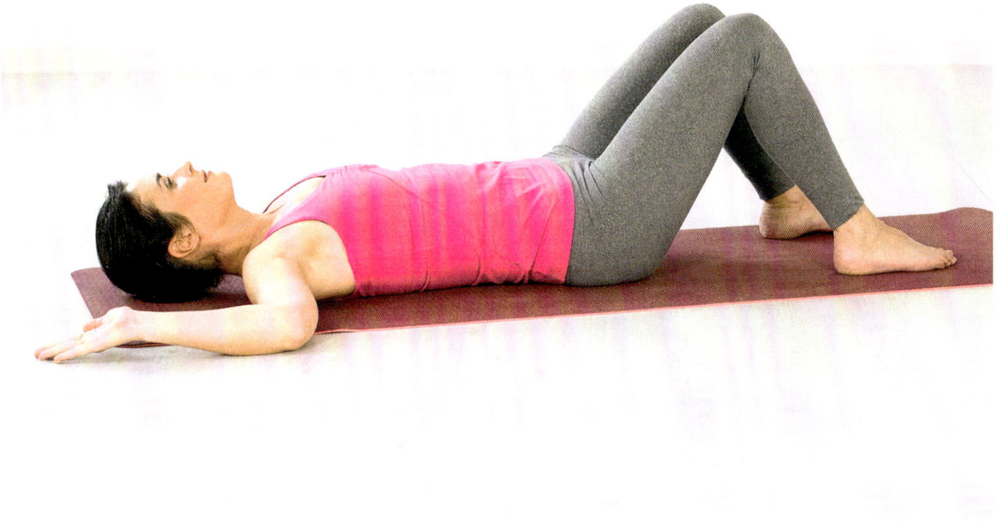

Drehen Sie Ihren Oberarm kontrolliert nach außen und nach innen

Rotation

Ausgangsposition: Stellen Sie in Rückenlage die Füße auf dem Boden auf. Legen Sie einen Arm seitlich auf dem Boden ab und beugen Sie den Ellbogen auf etwa 90°. In der Ausgangsposition zeigt die Hand (Fingerspitzen) senkrecht nach oben zur Decke. Halten Sie Ihren Oberkörper flach am Boden und sichern Sie diese Position durch eine angepasste Bauchmuskelspannung, mit der Sie Ihren Rücken auf den Boden drücken.

Durchführung: Bewegen Sie nun den Unterarm abwechselnd nach oben und nach unten. Versuchen Sie dabei, den Unterarm so nah wie möglich an den Boden zu bringen. Während der gesamten Drehbewegung bleibt der Oberarm ruhig am Boden liegen.

Endposition: Das erste Bewegungsende ist erreicht, wenn der Unterarm einmal nach oben und einmal nach unten geführt wurde. Zurück in der Ausgangsposition ist eine komplette Wiederholung vollständig.

Zu beachten: Vermeiden Sie Ausweichbewegungen des Schultergürtels – die Schulter bleibt während der Drehbewegung am Boden liegen.

Einsteiger: 3 × 8–12 Wiederholungen

Mittelstufe: 5 × 15–18 Wiederholungen

Fortgeschrittene: 5 × 25–50 Wiederholungen

Seitheben

Ausgangsposition: Die Füße stehen etwa schulterbreit auseinander, dabei halten Sie zwei Kurzhanteln (zu Beginn mit je 2–4 kg) etwa auf Bauchnabelhöhe vor dem Körper. Dabei sind die Ellbogen etwas gebeugt. Die Beugung der Ellbogen wird während der gesamten Bewegung beibehalten.

Durchführung: Nun heben Sie die Arme mit den Gewichten seitlich nach außen oben an. Wenn die Gewichte auf der Höhe der Schultern angekommen sind, stoppen Sie die Bewegung und lassen die Arme wieder langsam in die Ausgangsposition absinken. Alternativ können Sie diese Übung auch mit wechselseitig einarmigen Bewegungen durchführen.

Endposition: Das Ende der Bewegung ist erreicht, wenn die Hanteln auf Schulterhöhe angekommen sind. Eine vollständige Wiederholung ist durchgeführt, wenn beide Arme in der Ausgangsstellung zurück sind.

Zu beachten: Vermeiden Sie anfangs zu ruckartige und zu schnelle Bewegungen. Erhöhen Sie das Bewegungstempo erst nach etwa 3–4 Wochen Krafttraining.

Einsteiger: 3 × 8–12 Wiederholungen

Mittelstufe: 5 × 15–18 Wiederholungen

Fortgeschrittene: 5 × 25–50 Wiederholungen

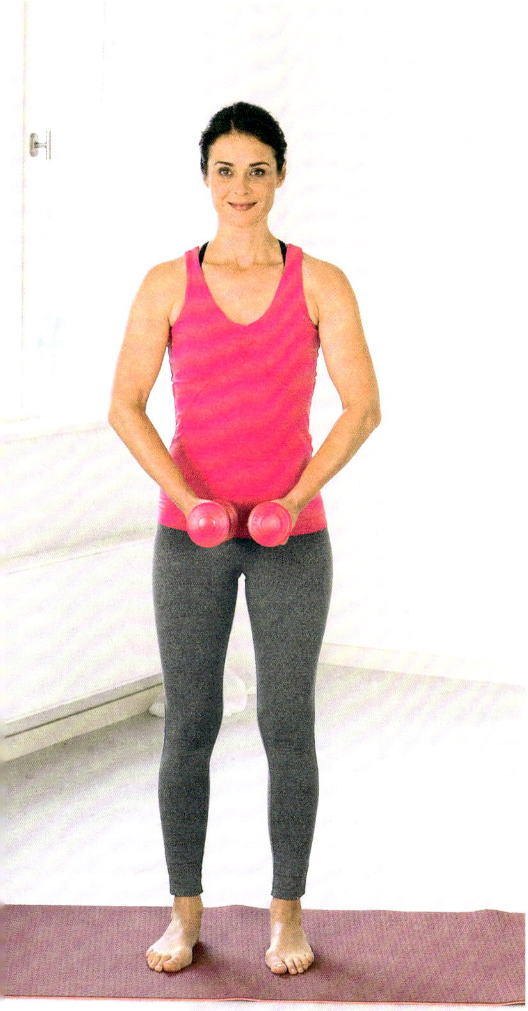

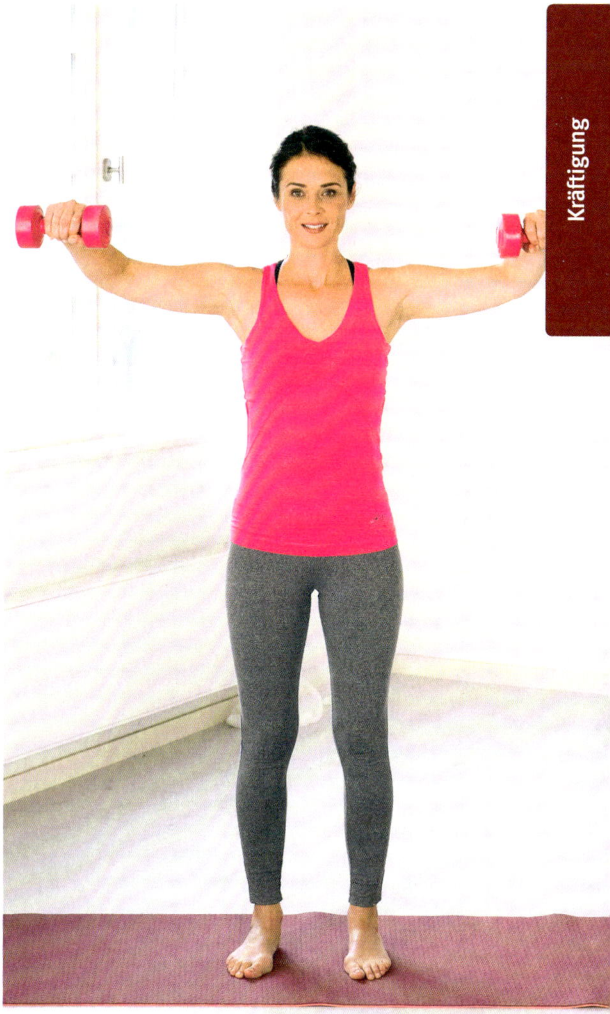

▲ Hanteltraining sorgt für mehr Kraft und Koordination

▲ Wenn die Oberarme auf Schulterhöhe sind, ist die Bewegung zu Ende

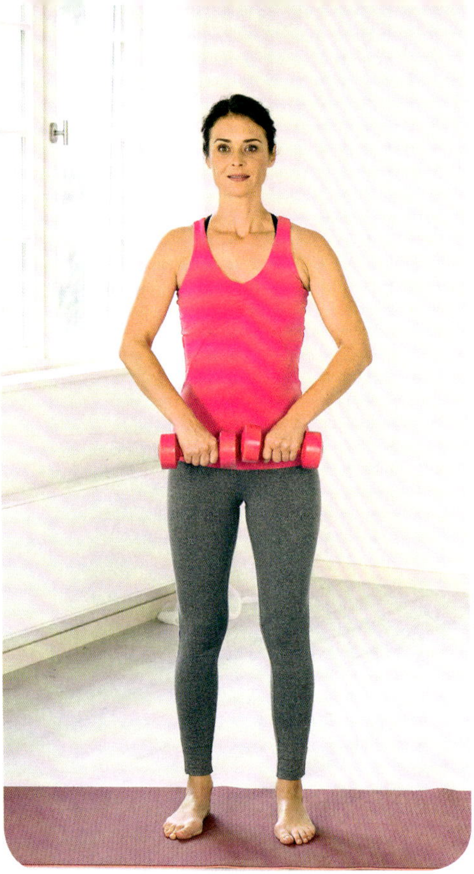

▲ Starten Sie mit nebeneinander gehaltenen Hanteln

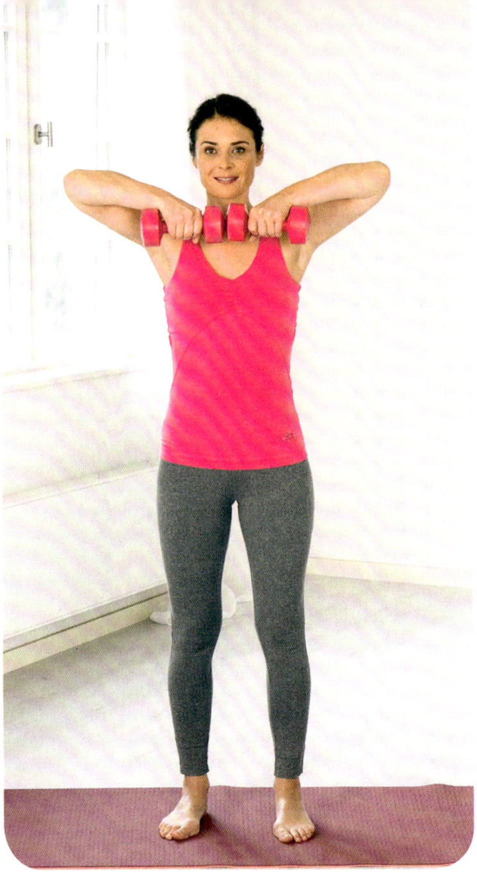

▲ Stoppen Sie die Hantelbewegung unterhalb des Kinns

Frontheben

Ausgangsposition: Die Füße stehen etwa schulterbreit auseinander, zwei Kurzhanteln werden etwa auf Bauchnabelhöhe vor dem Körper gehalten. Dabei sind die Hanteln horizontal ausgerichtet und die Ellbogen etwas gebeugt.

Durchführung: Ziehen Sie nun beide Hanteln am Oberkörper entlang nach oben, bis sie knapp unterhalb Ihres Kinns angekommen sind. Die Ellbogen beugen sich dabei stark; sie werden während der gesamten Bewegung immer höher als die Hanteln gehalten. Lassen Sie die Arme danach kontrolliert auf die Ausgangshöhe zurücksinken.

Endposition: Das Ende der Bewegung ist erreicht, wenn Sie die Hanteln zwischen Kinn und Brustbein halten. Die vollständige Wiederholung dieser Übung beinhaltet auch noch den Rückweg in die Ausgangsposition.

Zu beachten: Vermeiden Sie anfangs zu ruckartige und zu schnelle Bewegungen. Erhöhen Sie das Bewegungstempo erst nach etwa 3–4 Wochen Krafttraining.

Einsteiger: 3 × 8–12 Wiederholungen

Mittelstufe: 5 × 15–18 Wiederholungen

Fortgeschrittene: 5 × 25–50 Wiederholungen

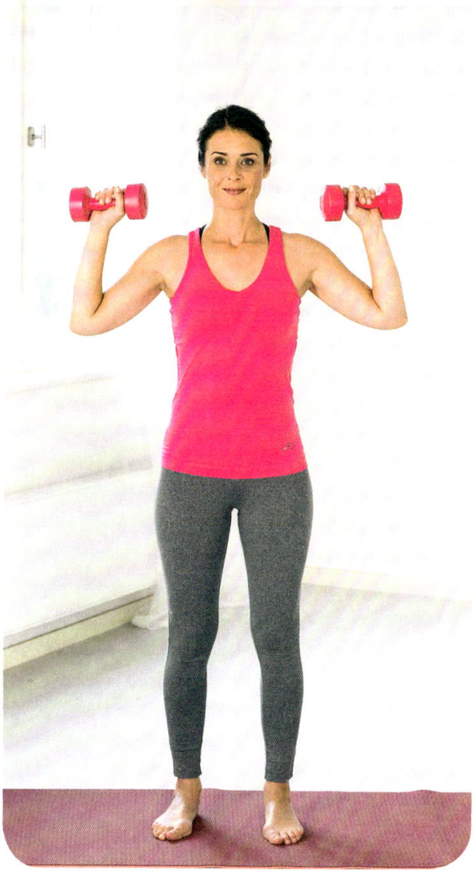

Die Hantelstemme nach oben

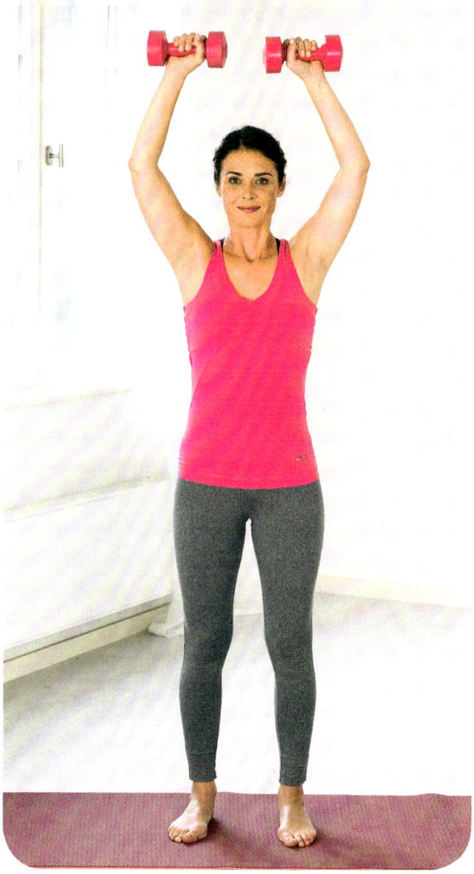

Die Oberarme stehen neben den Ohren

Schulterdrücken

Ausgangsposition: Im aufrechten Stand halten Sie die Hanteln seitlich auf Schulterhöhe. Dabei sind Ihre Ellbogen gebeugt und die Hanteln in Verlängerung (horizontal) der Schultern positioniert. Stabilisieren Sie Ihre Körpermitte und die Wirbelsäule durch Anspannen der Bauchmuskulatur.

Durchführung: Strecken Sie Ihre Arme und stemmen Sie die Gewichte nach oben. Dabei sind die Ellbogen am Ende der Bewegung noch leicht gebeugt. Erhöhen Sie während der Armbewegung auch die Anspannung der Bauchmuskeln.

Endposition: Die Hanteln sind am Ende der Bewegung über dem Kopf. Für eine vollständige Wiederholung senken Sie die Hanteln wieder ab.

Zu beachten: Vermeiden Sie anfangs ein komplettes Strecken Ihrer Ellbogengelenke bei dieser Übung. In maximaler Streckung arretieren Sie die Ellbogengelenke, was eine sehr hohe Belastung für die Gelenkflächen bedeutet. Mit zunehmender Übung können Sie Ihren Gelenken auch eine komplette Streckung zumuten.

Einsteiger: 3 × 8–12 Wiederholungen

Mittelstufe: 5 × 15–18 Wiederholungen

Fortgeschrittene: 5 × 25–50 Wiederholungen

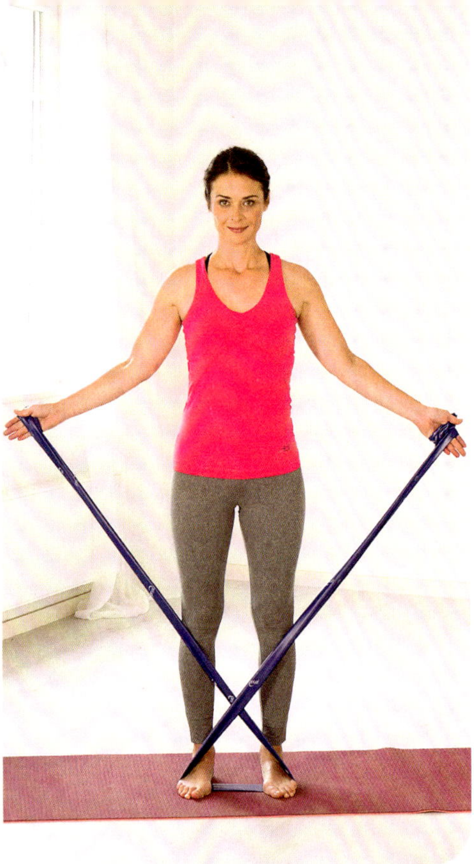

Die Bandzüge überkreuzen sich auf Schienbeinhöhe

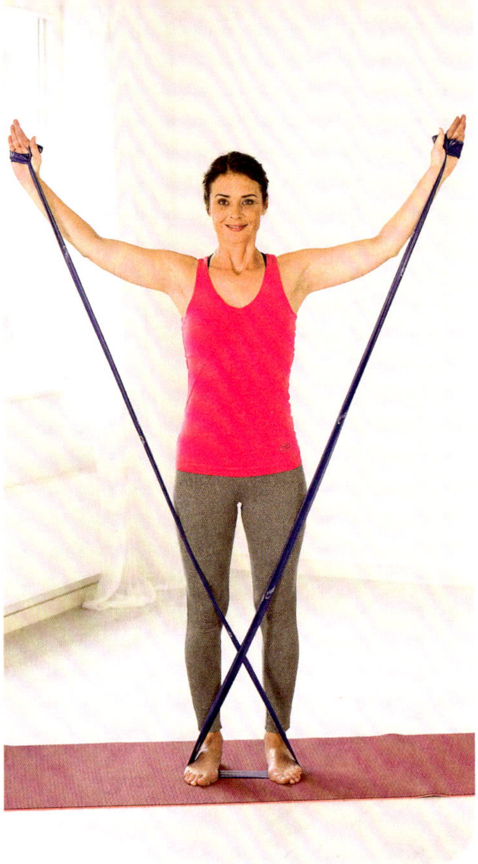

Die Oberarme stoppen auf Schulterhöhe

Seitzug

Ausgangsposition: Sie stehen etwa schulterbreit und haben ein Theraband unter den Füßen fixiert. Kreuzen Sie das Band vor dem Körper und halten Sie ein Ende in jeder Hand. Wickeln Sie das Band 2–3-mal um die Hand.

Durchführung: Sie heben nun beide Arme nach oben außen an. Dabei zeigen Ihre Handflächen nach vorne oben. Das Theraband setzt Ihrer Bewegung einen steigenden Widerstand entgegen. Der Widerstand des Bandes wird intensiver, je stärker Ihr Zug wird. Sie können die Arme bis auf Schulterhöhe oder bis neben den Kopf anheben. Alternativ können Sie die Übung auch einseitig durchführen.

Endposition: Das Bewegungsende ist erreicht, wenn Sie die Arme auf die gewünschte Höhe angehoben haben. Sind beide Arme in der Ausgangsposition zurück, ist eine Wiederholung vollständig.

Zu beachten: Stabilisieren Sie Ihre Körpermitte durch eine Anspannung der Bauchmuskeln.

Einsteiger: 3 × 8–12 Wiederholungen

Mittelstufe: 5 × 15–18 Wiederholungen

Fortgeschrittene: 5 × 25–50 Wiederholungen

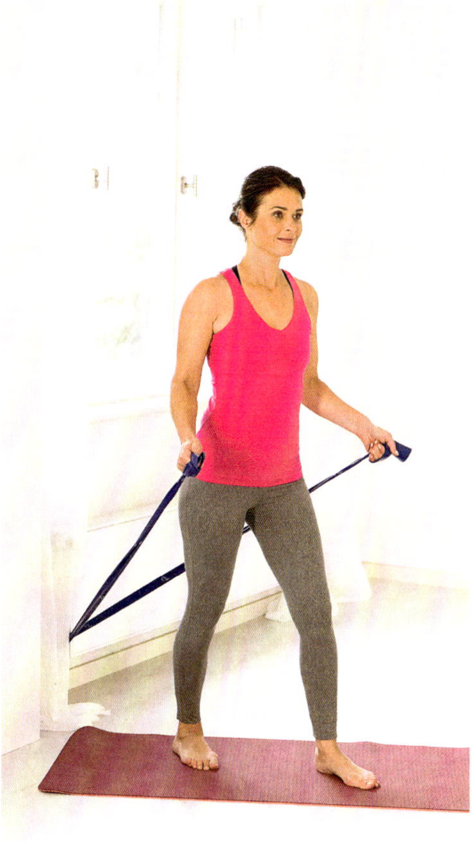

Ziehen Sie das Band von unten nach oben

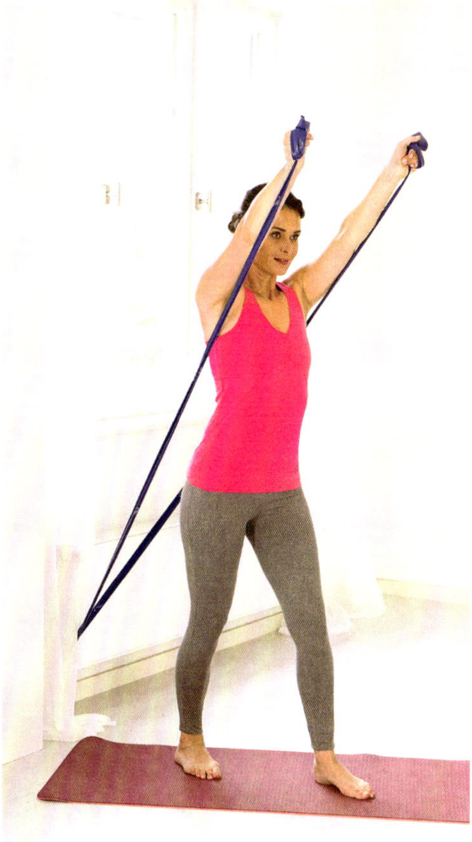

Schieben Sie die Arme nach vorne

Frontzug

Ausgangsposition: Fixieren Sie das Theraband mithilfe eines Türankers (alternativ wickeln Sie einen Kugelschreiber in das Band und fixieren ihn unter der Tür) unter einer Zimmertür. Nehmen Sie eine Schrittposition mit dem Rücken zur Tür ein und halten Sie ein Bandende in jeder Hand. Für einen sicheren Griff wickeln Sie das Theraband wieder 2–3-mal um die Hand.

Durchführung: Heben Sie beide Arme nach vorne oben an. Ihre Daumen zeigen anfangs in die Bewegungsrichtung. Später können sie auch nach außen oder innen zeigen. Dadurch ändert sich die Rotationsstellung der Schultergelenke und die Trainingsbelastung variiert.

Endposition: Das Bewegungsende ist erreicht, wenn die Arme auf Schulterhöhe (oder später über Kopfhöhe) angekommen sind. Zurück in der Ausgangsposition ist eine Wiederholung geschafft.

Zu beachten: Stabilisieren Sie Ihre Körpermitte durch Anspannen der Bauchmuskeln. Wechseln Sie nach ein paar Wiederholungen die Schrittposition.

Einsteiger: 3 × 8–12 Wiederholungen

Mittelstufe: 5 × 15–18 Wiederholungen

Fortgeschrittene: 5 × 25–50 Wiederholungen

Pectoral-Zug

Ausgangsposition: Sie stehen seitlich zur Tür. Das Theraband ist wieder mit einem Türanker (oder mithilfe eines Stiftes, den Sie in das Theraband eingewickelt unter der Tür hindurchschieben) unter der Zimmertür fixiert. Sie stehen mit aufrechtem Oberkörper und halten die Körpermitte wieder durch Bauchmuskelspannung stabil. Die Füße stehen etwas mehr als schulterbreit auseinander und mit einer Hand halten Sie das Band neben Ihrem Körper fest (wieder 2–3-mal um die Hand gewickelt).

Durchführung: Heben Sie den Arm mit dem Band nach vorne innen an. Die Bewegung geht so weit, bis Ihre Ellbogenbeuge vor Ihrer Nase steht. Dabei darf der Oberkörper auch etwas in die Bewegung mitdrehen, wodurch die Bewegung mehr Reichweite erhält und Sie den Oberkörper auch während der Drehung stabil halten müssen.

Alternativ können Sie den Arm auch unterschiedlich weit nach oben anheben. Zielen Sie dazu mit der Ellbogenbeuge einmal wie beschrieben auf die Nase oder auf die gegenüberliegende Schulter. Auch das Brustbein ist ein mögliches Ziel. So kann der Arm diese Übung in verschiedene Richtungen führen, was auch unterschiedliche Muskelaktivitäten der Schulterregion fordert und so für neue Trainingsreize sorgt. Sie können diese Übung auch in einer Schrittposition durchführen. Dabei können Sie das vordere Bein immer wieder wechseln und somit auch neue Reize für die Stabilisation des Oberkörpers bieten.

Endposition: Wenn Ihre Ellenbeuge vor Ihrer Nase (oder einem anderen anvisierten Ziel) steht, ist das Bewegungsende erreicht. Nach dem Rückweg in die Ausgangsposition ist eine komplette Wiederholung absolviert.

Zu beachten: Stabilisieren Sie Ihre Körpermitte durch eine Anspannung der Bauchmuskeln und drehen Sie den Oberkörper nur so weit, wie es Ihnen keine Beschwerden bereitet. Variieren Sie Ihre Armbewegung in der Höhe für ein abwechslungsreiches Training.

Einsteiger: 3 × 8–12 Wiederholungen

Mittelstufe: 5 × 15–18 Wiederholungen

Fortgeschrittene: 5 × 25–50 Wiederholungen

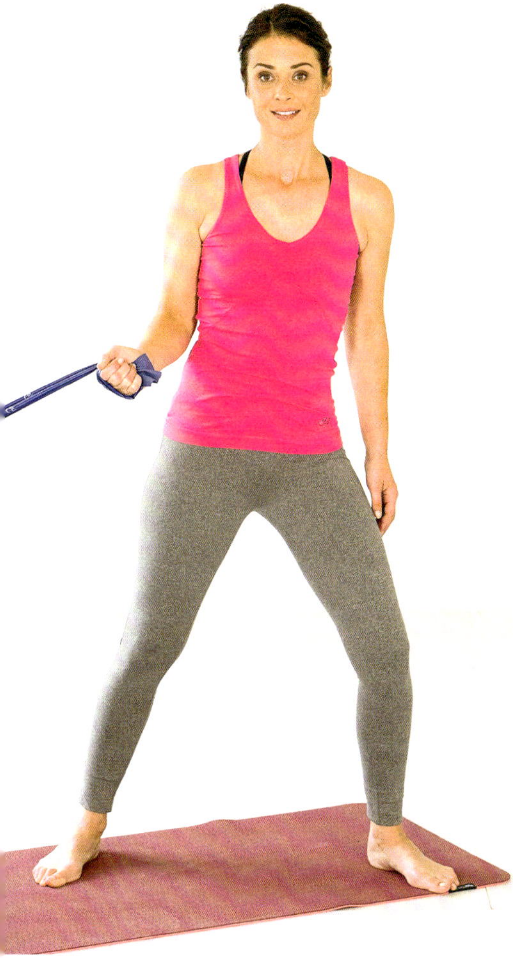

Seitliches Ziehen von außen nach innen

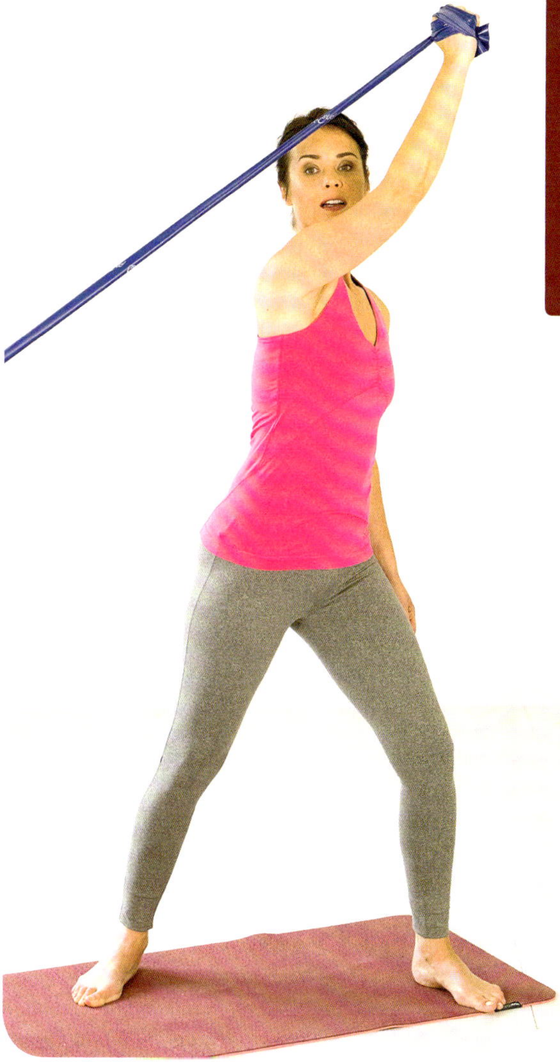

Strecken Sie den Arm nach vorne oben

Horizontale Zentrierung

Ausgangsposition: Sie sitzen mit aufrechtem Oberkörper an einem Tisch oder einer Arbeitsplatte, auf der Sie Ihren Arm ablegen können. In der auf dem Tisch abgelegten Hand halten Sie ein kleines Gewicht (0,5–2 kg: z. B. Hantel, Sprudelflasche, Paket Mehl oder Zucker). Beginnen Sie eher mit einem niedrigen Gewicht (0,5 kg) und steigern Sie langsam.

Durchführung: Nun heben Sie den Arm mit dem Gewicht in der Hand langsam von der Unterlage (vom Tisch) ab. Es genügt, wenn der gesamte Arm 1–2 cm von der Unterlage entfernt wird. Dabei sollten Sie wahrnehmen, wie sich der Oberarmkopf deutlicher in die Gelenkpfanne hineinzieht (er verlagert sich nach oben) und sich die Schultermuskeln (Rotatorenmanschette) stärker anspannen, um diese Position zu sichern. Ebenfalls ist zu spüren, dass der Gelenkspalt etwas enger/schmaler wird.

Endposition: Das Ende der Bewegung ist erreicht, wenn der gesamte Arm die Unterlage verlassen hat. Haben Sie den Arm wieder auf der Unterlage abgelegt, ist eine komplette Wiederholung der Übung geschafft.

Zu beachten: Versuchen Sie den Arm vor allem langsam anzuheben. Auch sollte der Unterarm so gleichmäßig wie möglich angehoben werden: Dabei haben Handgelenk und Ellbogen etwa denselben Abstand zur Unterlage (der Unterarm bleibt horizontal ausgerichtet).

Einsteiger: 3 × 8–12 Wiederholungen

Mittelstufe: 5 × 15–18 Wiederholungen

Fortgeschrittene: 5 × 25–50 Wiederholungen

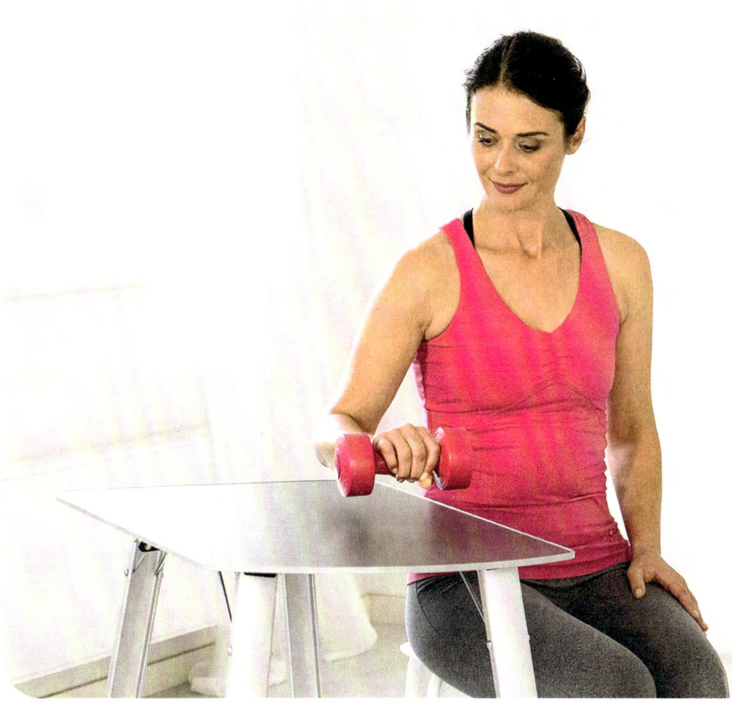

» Diese kleine Stabilisation zentriert das Gelenk

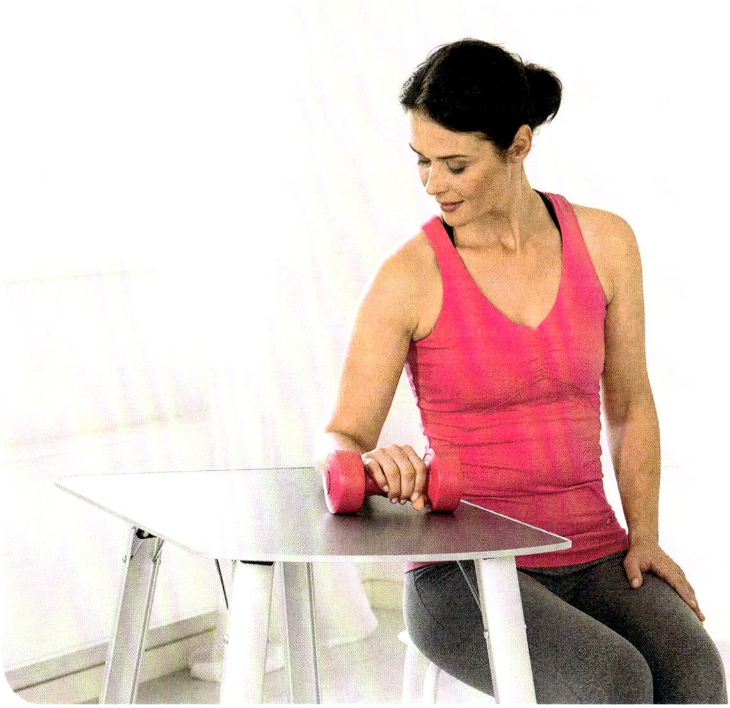

» Kontrolliertes Ablegen der Hantel

Vertikale Zentrierung

Ausgangsposition: Im Stand oder auch in einer sitzenden Position sollte der Arm locker nach unten hängen können. Dazu neigen Sie Ihren Oberkörper etwas nach vorne. Diese Übung wird leichter, wenn Sie sie mit einem leichten Gewicht (Kurzhantel, Flasche etc.) durchführen. Halten Sie Ihren Rücken während der Übung möglichst gerade. Stabilisieren Sie Ihre Körpermitte und die Wirbelsäule durch eine angemessene Bauchspannung.

Durchführung: Spüren Sie dem Zug nach, der durch das Gewicht am hängenden Arm entsteht. Wenn Sie Ihren Arm mit dem Gewicht locker hängen lassen, wird der Oberarmkopf etwas aus der Gelenkpfanne herausgezogen. Nehmen Sie diesen Zug wahr. Nun versuchen Sie, Ihren Arm minimal nach oben zu ziehen. Dabei bewegt sich der Oberarm zwischen 0,5 und 1,0 cm auf die Gelenkpfanne zu. Der Abstand zwischen Gelenkpfanne und Oberarmkopf wird kleiner und der anfänglich empfundene »Zug« an der Schulter ist aufgelöst. Dann lassen Sie Ihren Arm wieder langsam nach unten absinken und beginnen erneut.

Endposition: Das Bewegungsende ist erreicht, wenn Sie Ihren Arm nach oben gezogen haben und der Abstand im Gelenk kleiner geworden ist. Eine komplette Wiederholung besteht aus der Bewegung nach oben und dem anschließenden Absinken des Armes.

Zu beachten: Führen Sie die Bewegung unbedingt langsam und konzentriert durch. Sie können auch während der Bewegung eine Hand auf die Schulter legen, um die Muskelaktion und die kleine Gelenkbewegung besser wahrzunehmen.

Einsteiger: 3 × 8–12 Wiederholungen

Mittelstufe: 5 × 15–18 Wiederholungen

Fortgeschrittene: 5 × 25–50 Wiederholungen

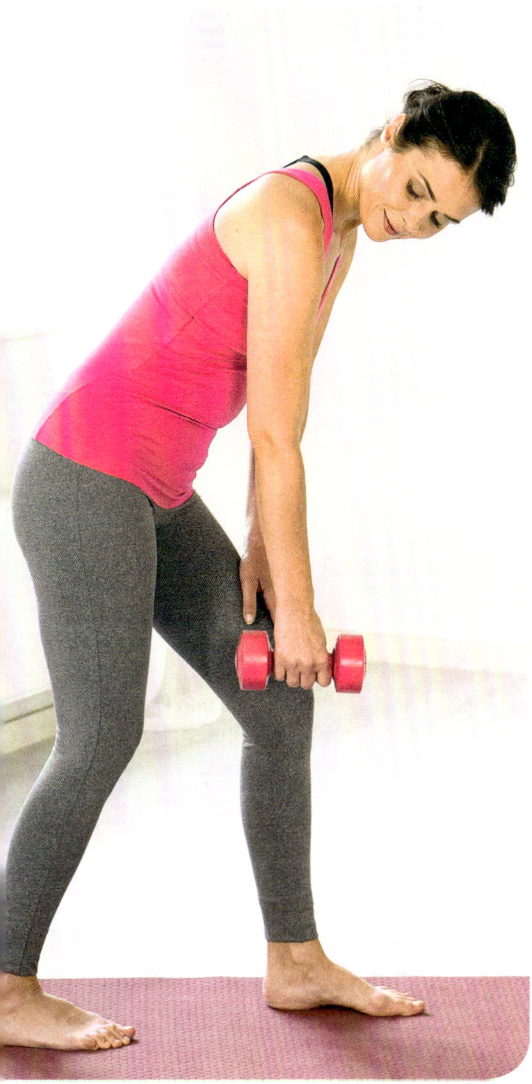

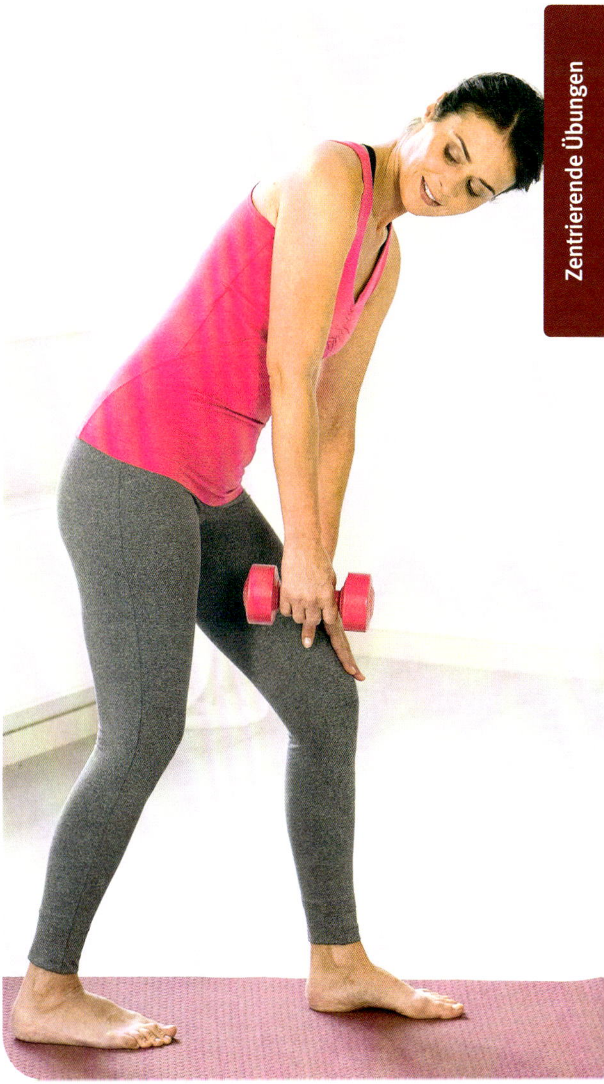

Ziehen Sie die Hantel möglichst gerade nach oben

Die Schulter kommt nur wenig nach oben

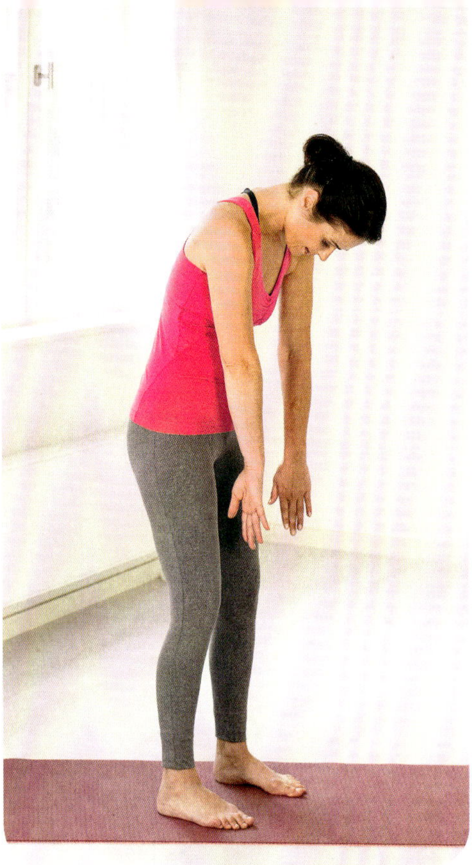

Drehen nach innen

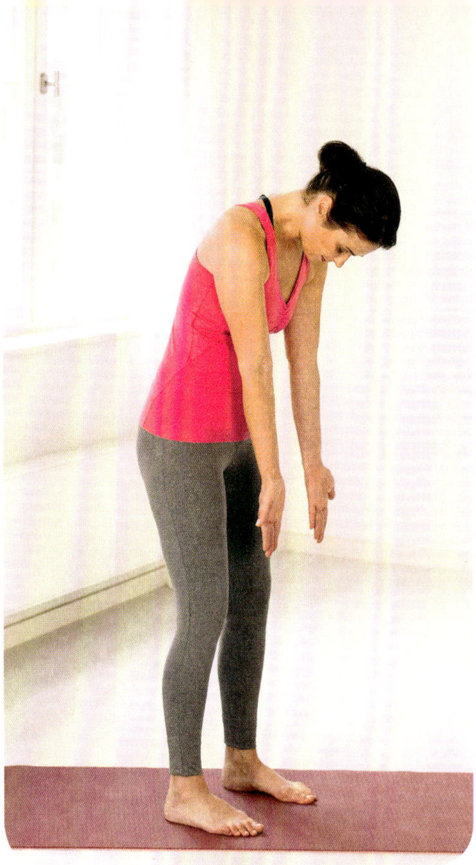

Drehen nach außen

Drehen und Ausschütteln

Ausgangsposition: Beugen Sie im freien Stand Ihren Oberkörper nach vorne und lassen Sie die Arme locker vor dem Körper nach unten hängen. Der Rücken darf auch ein wenig einsinken oder rund werden.

Durchführung: Drehen Sie beide Arme im Schultergelenk gleichzeitig abwechselnd nach innen und außen. Spüren Sie der Drehbewegung nach. Sie können auch beide Arme nach rechts und links oder nach vorne und zurück ausschütteln. Versuchen Sie die Bewegungen mit möglichst wenig Muskelspannung durchzuführen und mit jeder Dreh- oder Schüttelbewegung etwas Spannung abzubauen und loszulassen.

Endposition: Eine definierte Endposition gibt es bei dieser Übung nicht. Die Bewegungen zwischen Drehung und Schütteln sollten fließend ineinander übergehen und so für eine möglichst tiefe Entspannung von Muskeln und Gelenkkapsel sorgen.

Zu beachten: Bei diesen Übungen sollten Sie möglichst »kraftlos« und mit wenig Muskelaktivität arbeiten.

Einsteiger: 3 × 8–12 Wiederholungen

Mittelstufe: 5 × 15–18 Wiederholungen

Fortgeschrittene: 5 × 25–50 Wiederholungen

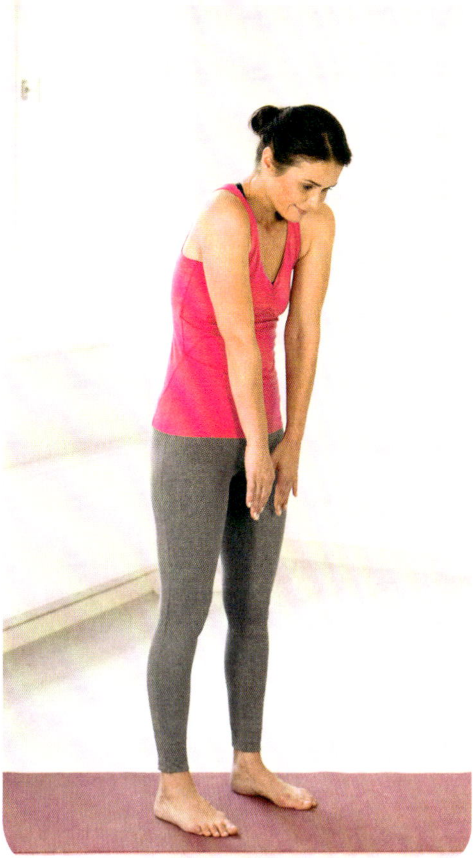

Schulterkreisen – innerste Position

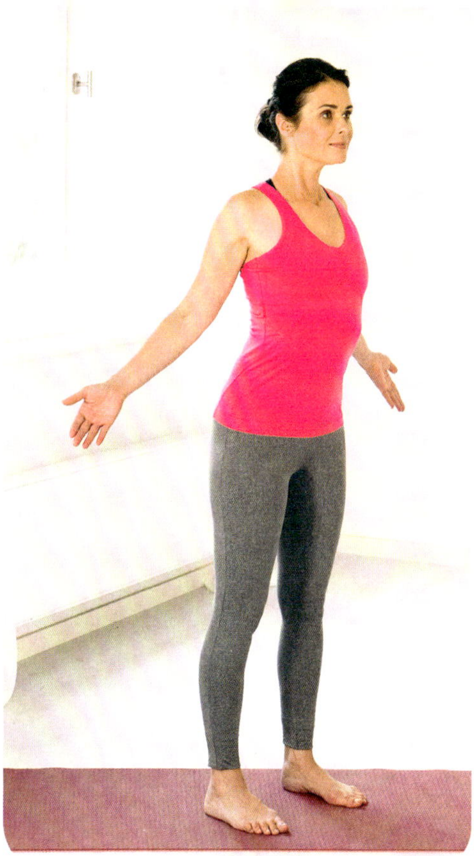

Äußerste Kreisposition der Schulter

Schulterkreisen

Ausgangsposition: Im Stehen oder Sitzen können die Schultern optimal mit kreisenden Bewegungen bearbeitet werden. Diese wirken entspannend auf die gesamte Schulter-Nacken-Muskulatur, die kapsulären Anteile, das Fasziensystem, die Stabilisationsbänder und die Gelenkknorpelzonen.

Durchführung: Testen Sie das Bewegungsausmaß Ihrer Schultern nach vorne, hinten, unten und oben. Dann verbinden Sie diese Bewegungsrichtungen zu einer kreisenden Bewegung beider Schultern. Starten Sie, indem Sie beide Schultern so weit wie möglich nach vorne nehmen, dann nach oben, nach hinten und zurück nach unten.

Endposition: Für jede Richtung (oben, unten, vorne, hinten) gibt es eine Endstellung: Diese ist erreicht, wenn es »nicht mehr weitergeht«. Alle Bewegungen sollten fließend miteinander verbunden werden.

Zu beachten: Beginnen Sie mit langsamen und kontrollierten Bewegungen. Diese dürfen mit zunehmender Kontrolle auch schneller durchgeführt werden.

Einsteiger: 3 × 8–12 Wiederholungen

Mittelstufe: 5 × 15–18 Wiederholungen

Fortgeschrittene: 5 × 25–50 Wiederholungen

Einfacher Liegestütz

Ausgangsposition: Beginnen Sie in der Vierfüßlerposition. Stellen Sie die Knie unter den Hüftgelenken auf und die Hände etwas vor der Schulter. Stabilisieren Sie die Körpermitte durch Anspannen der Bauchmuskulatur. Die Hände sind etwas mehr als schulterbreit auf dem Boden aufgestellt. Stellen Sie die Hände so auf, dass Sie Ihre Schultern gut bewegen, belasten und trainieren können. Anmerkung: Je weiter Sie die Knie nach hinten positionieren, desto anstrengender werden die Liegestütze aufgrund der längeren Hebelwirkung.

Durchführung: Lassen Sie Ihren Oberkörper langsam nach unten absinken. Bleiben Sie dabei in der Körpermitte stabil. Sie können den Oberkörper etwas kopfwärts nach vorne schieben – tun Sie das aber kontrolliert. Knapp vor dem Boden stemmen Sie Ihren Oberkörper nach oben zurück in die Ausgangsposition.

Endposition: Das Bewegungsende ist erreicht, wenn Sie mit Ihrer Nase knapp vor dem Boden sind. Eine komplette Wiederholung der Übung ist erfüllt, wenn Sie Ihren Oberkörper in die Ausgangsposition zurückgebracht haben.

Zu beachten: Kontrollieren Sie die Bewegung Ihrer Schultergelenke und stellen Sie die Knie anfangs nicht zu weit nach hinten – das reduziert Hebelkräfte zu Beginn Ihres Schultertrainings. Später können Sie diese Steigerung (Knie weiter nach hinten aufstellen) bewusst in Ihr Training einbauen.

Einsteiger: 3 × 8–12 Wiederholungen

Mittelstufe: 5 × 15–18 Wiederholungen

Fortgeschrittene: 5 × 25–50 Wiederholungen

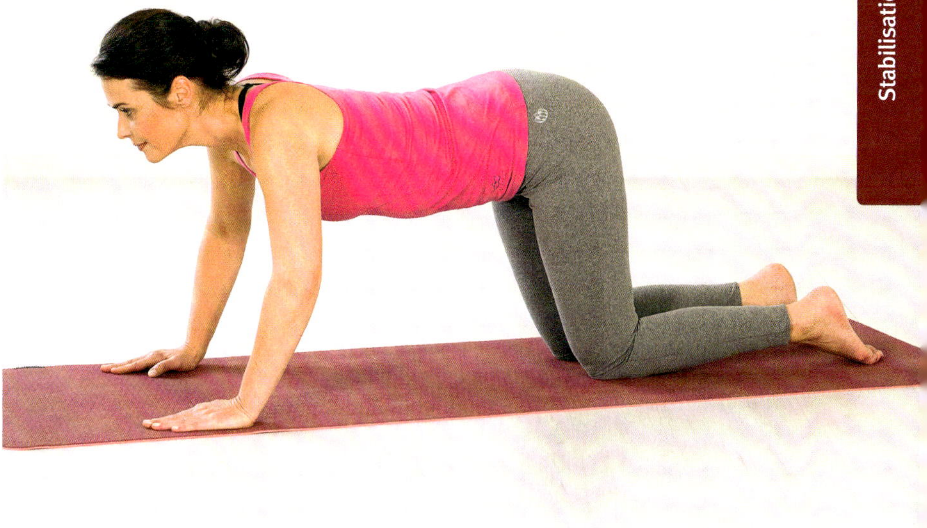

Starten Sie den Liegestütz

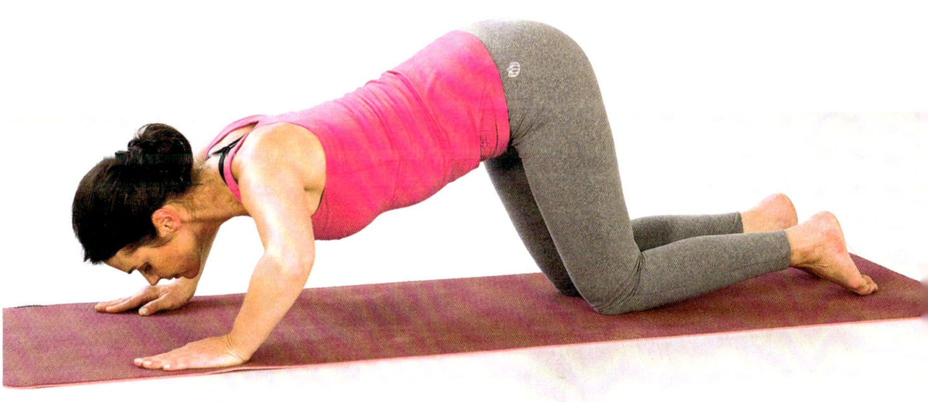

Die Nase knapp vor dem Boden

Kleine Rollstabilisation

Ausgangsposition: In der Vierfüßlerposition legen Sie Ihre Unterarme knapp unterhalb der Ellbogengelenke auf die Blackroll. Der Abstand der Rolle zum Kopf beträgt etwa eine Oberarmlänge. So müssen Sie Ihren Oberkörper über die Kraft der Arme und der Schultergelenke stabilisieren. Anfangs stehen die Knie unter den Hüftgelenken. Später können Sie die Knie auch weiter nach hinten positionieren, um die Übung intensiver zu gestalten.

Durchführung: Führen Sie zunächst kleine Rollbewegungen vor und zurück mit beiden Armen durch. Dann heben Sie im Wechsel einen Arm von der Rolle ab und halten Sie diese Position für etwa 2–3 Sekunden. Um die Intensität der Übung nochmals zu steigern, können Sie die anfängliche kleine Rollbewegung auch mit einem angehobenen Arm durchführen. So muss eine Seite den Oberkörper allein stabilisieren.

Endposition: Das Bewegungsende ist erreicht, wenn Sie einen Arm angehoben haben. Haben Sie diese Bewegung mit beiden Armen durchgeführt, ist eine komplette Wiederholung geschafft.

Zu beachten: Suchen Sie die für Sie optimale Startposition mit der Rolle. Ist die Rolle anfangs zu weit vor dem Körper, herrschen während der Bewegung sehr hohe Hebelkräfte, die es zu bezähmen gilt. Steigern Sie langsam – verlängern Sie auch den Armhebel langsam.

Einsteiger: 3 × 8–12 Wiederholungen

Mittelstufe: 5 × 15–18 Wiederholungen

Fortgeschrittene: 5 × 25–50 Wiederholungen

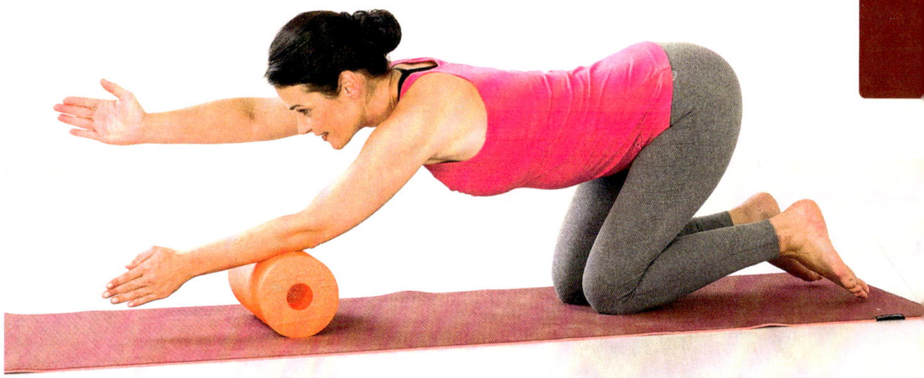

» Vorwärts rollen und einen Arm anheben

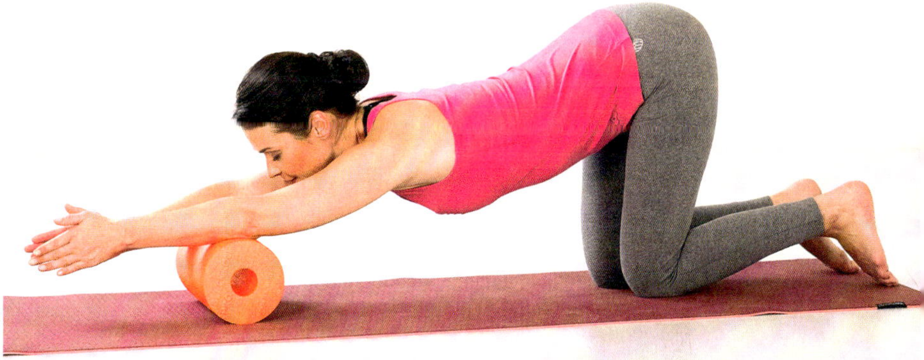

» Zwischendurch entlasten

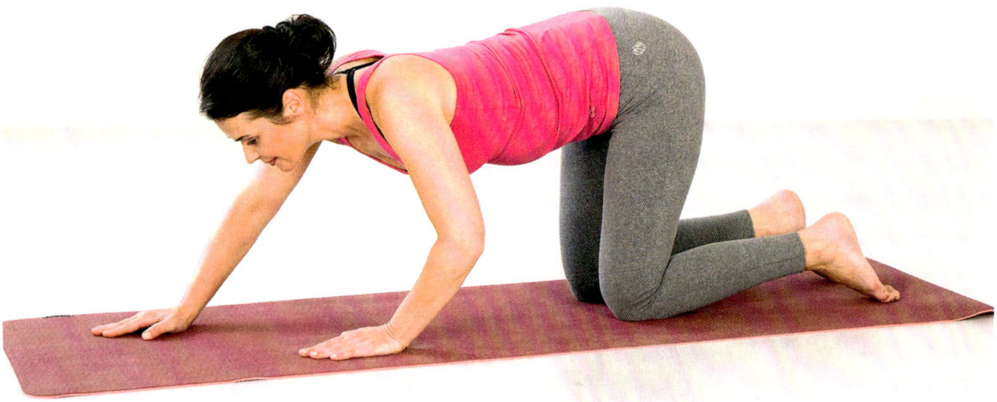

Koordinativ anspruchsvoll: fliegende Armwechsel

Diagonalsprünge mit den Armen

Ausgangsposition: Beginnen Sie in der Vierfüßlerposition. Sie können die Arme nebeneinander oder auch bereits in einer versetzten Position (z. B. rechter Arm vorne – linker Arm hinten) aufstellen. Spannen Sie die Bauchmuskulatur an – diese sollte den Oberkörper während der gesamten Übung parallel zum Boden halten.

Durchführung: Mit Wechselsprüngen wechseln Sie fliegend die Position der Arme. Sie stoßen sich mit den Händen vom Boden ab, dabei hebt sich der Oberkörper etwas mit nach oben an, und Sie bringen den linken Arm nach vorne und nehmen den rechten gleichzeitig nach hinten. Mit dem nächsten Sprung tauschen Sie die Armpositionen. Um die Übung intensiver zu gestalten, können Sie auch ein Hindernis überspringen.

Endposition: Haben Sie einen Arm nach vorne und den anderen nach hinten versetzt, ist der erste Bewegungsteil zu Ende. Eine Wiederholung ist erreicht, wenn Sie wieder in der Ausgangsposition sind.

Zu beachten: Spannung halten.

Einsteiger: 3 × 8–12 Wiederholungen

Mittelstufe: 5 × 15–18 Wiederholungen

Fortgeschrittene: 5 × 25–50 Wiederholungen

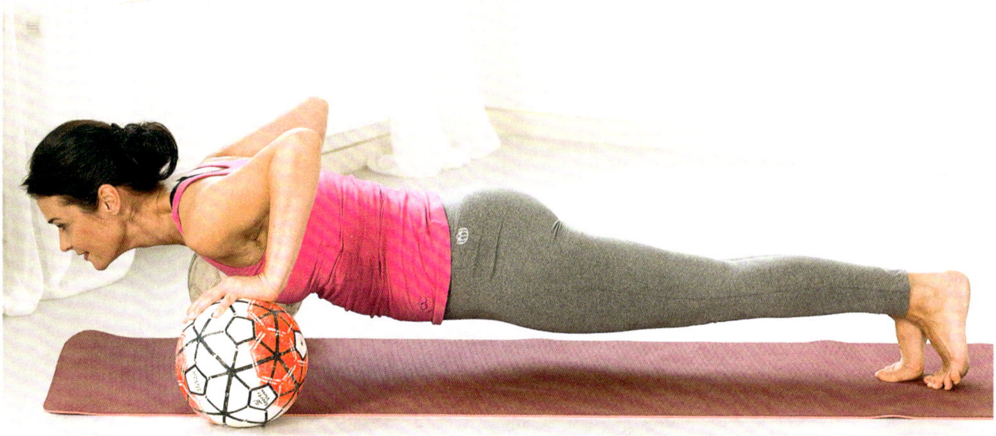

Hier kann der Oberkörper tiefer absinken als in der vorhergehenden Übung

Ballliegestütze

Ausgangsposition: Die Hände sind in der Liegestützposition auf zwei Bällen positioniert, die Füße stehen hüftbreit auseinander. Spannen Sie die Bauchmuskeln an und kontrollieren Sie die Position auf den Bällen durch Anspannen der Arm- und Schultermuskulatur. Wenn Sie unsicher sind, können Sie die Übung auch in der Vierfüßlerposition durchführen: Dabei sind die Knie auf dem Boden.

Durchführung: Lassen Sie den Oberkörper langsam nach unten ab. Sie können ihn auch zwischen die Bälle sinken lassen, bevor Sie sich wieder nach oben drücken. Als Variante können Sie die Bälle in der Liegestützposition seitlich nach außen rollen.

Endposition: Ist Ihr Oberkörper zwischen den Bällen angekommen, ist das Bewegungsende erreicht. Zurück in der Ausgangsposition haben Sie eine komplette Wiederholung absolviert.

Zu beachten: Halten Sie den Oberkörper gerade und gestreckt. Wenn Sie ihn nicht mehr halten können, sollten Sie eine Pause einlegen.

Einsteiger: 3 × 8–12 Wiederholungen

Mittelstufe: 5 × 15–18 Wiederholungen

Fortgeschrittene: 5 × 25–50 Wiederholungen

Kettlebell-Clean

Ausgangsposition: Der Kettlebell-Clean wird aus einer stehenden Position heraus durchgeführt. Die Füße können sowohl nebeneinander als auch in Schrittstellung positioniert werden. Achten Sie auf eine gute Stabilisation der Körpermitte durch Anspannen der Bauchmuskulatur und eine aktive Aufrichtung der Wirbelsäule. Die Kettlebell wird in einer Hand gehalten.

Durchführung: Schwingen Sie die Kettlebell zuerst nach hinten (um Schwung zu generieren) und dann kraftvoll nach vorne oben. Mit der Aufwärtsbewegung beugen Sie den Ellbogen so an, dass die Kettlebell am Ende in Kopfhöhe gehalten wird. Der Ellbogen steht dann auf Schulterhöhe. Nehmen Sie den Schwung bewusst mit in die Bewegung und stabilisieren Sie die Schulter am Bewegungsende. Die Clean-Position mit gebeugtem Ellbogen gibt zu Beginn des Kettlebell-Trainings mehr Sicherheit und Stabilität durch einen kürzeren Hebel am Bewegungsende.

Endposition: Nach dem Aufwärtsschwung wird die Kettlebell seitlich auf Kopfhöhe gehalten. Die Kettlebell dreht sich am Bewegungsende einmal um die Hand und bleibt an der Rückseite des Unterarmes stehen. Aus dieser Position heraus kann sie seitlich wieder in die Ausgangsposition abgelassen werden. Dann ist auch eine komplette Wiederholung geschafft.

Zu beachten: Kontrollieren Sie die Schwungbewegung durch eine stabile Körpermitte und eine aktive Aufrichtung des Oberkörpers in der Schwungphase. Nur durch einen stabilen Oberkörper wird die Kettlebell auch in der Schulter stabil gehalten.

Einsteiger: 3 × 8–12 Wiederholungen

Mittelstufe: 5 × 15–18 Wiederholungen

Fortgeschrittene: 5 × 25–50 Wiederholungen

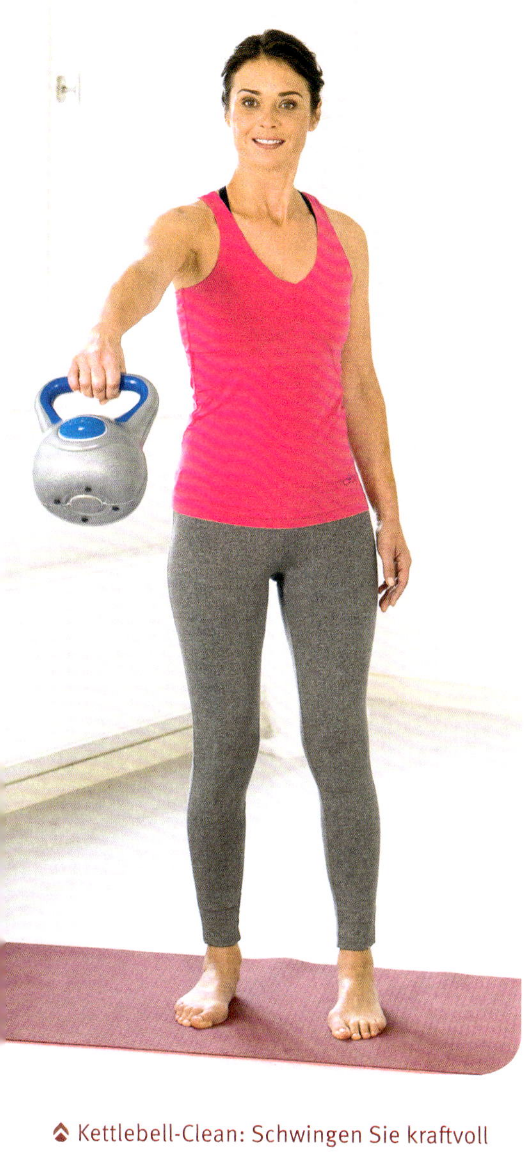

▲ Kettlebell-Clean: Schwingen Sie kraftvoll von hinten nach vorn

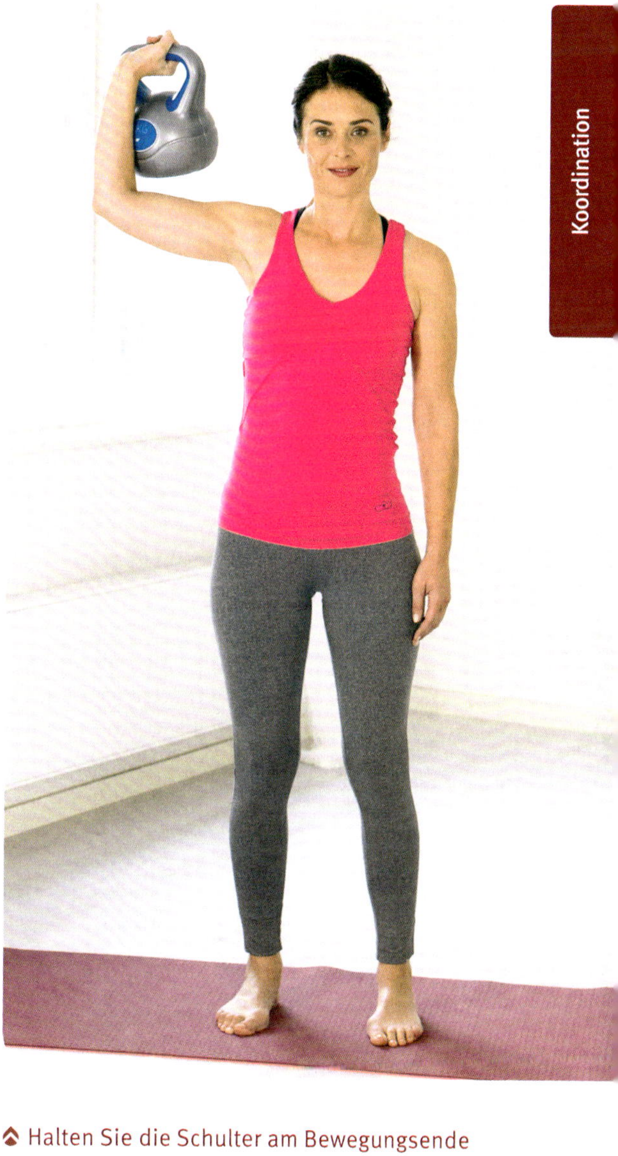

▲ Halten Sie die Schulter am Bewegungsende stabil

Kettlebell-Snatch

Ausgangsposition: Ebenfalls aus der stehenden Position (Füße parallel oder in Schrittstellung) wird der Kettelbell-Snatch durchgeführt. Die Kettlebell wird wieder in einer Hand gehalten und der Oberkörper durch aktives Aufrichten und Anspannen der Bauchmuskeln für die kommende Bewegungsübung gesichert.

Durchführung: Holen Sie mit dem Arm und der Kettlebell Schwung nach hinten. Schwingen Sie die Kettlebell dann wieder nach vorne durch und strecken Sie dabei den Arm nach oben. Der gestreckte Arm sollte senkrecht neben dem Kopf in der Endposition gehalten werden. Kontrollieren Sie die Schwungphase durch Anspannen der Arm- und Schultermuskeln während der gesamten Bewegung und halten Sie Ihre Körpermitte stabil. So verhindern Sie Fehlbelastungen und unkoordinierte Armbewegungen.

Endposition: Kontrollieren Sie unbedingt den Schwung am Bewegungsende und bremsen Sie den Arm mit dem Gewicht langsam wieder ab. So entsteht eine harmonische gleichmäßige Bewegung. Am Ende der Schwungbewegung steht Ihr gestreckter Arm neben Ihrem Kopf. Die Kettlebell dreht um Ihr Handgelenk und bleibt an der Rückseite Ihres Unterarmes stehen. Stabilisieren Sie die Endstellung noch mit 4–6 Bewegungen des gestreckten Armes nach oben und unten. Nun können Sie Ihren Arm seitlich wieder absinken lassen und in die Ausgangsposition zurückkehren.

Zu beachten: Stabilisieren Sie diese Position mit Bauchspannung und aktiver Aufrichtung. Ziehen Sie den Oberarmkopf am Bewegungsende fest in Ihr Schultergelenk und halten Sie Ihre Arm- und Schultermuskulatur während der gesamten Schwungbewegung unter Spannung. Achten Sie besonders darauf, den Schwung nicht zu übertreiben, und bremsen Sie die Bewegung kontrolliert ab.

Einsteiger: 3 × 8–12 Wiederholungen

Mittelstufe: 5 × 15–18 Wiederholungen

Fortgeschrittene: 5 × 25–50 Wiederholungen

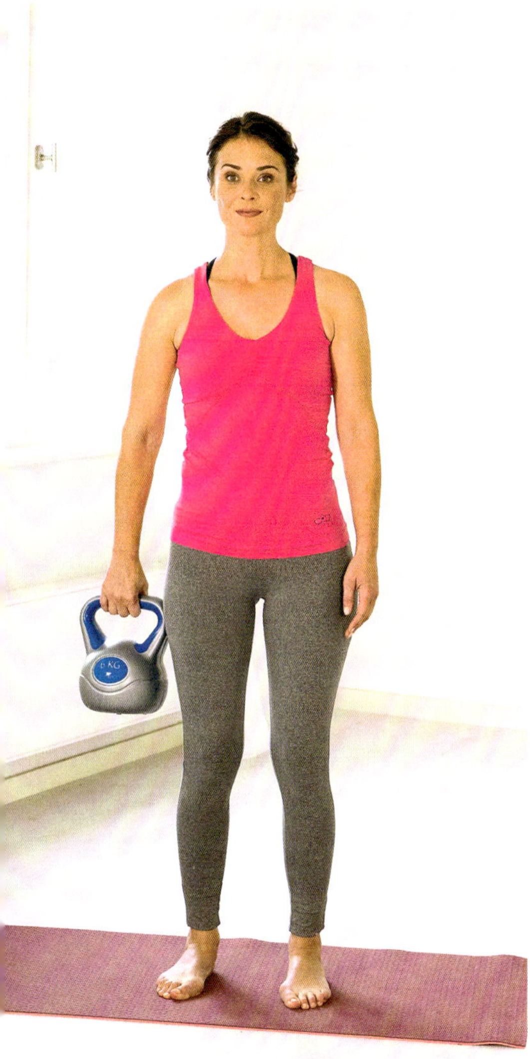

▲ Kraftvoller Schwung

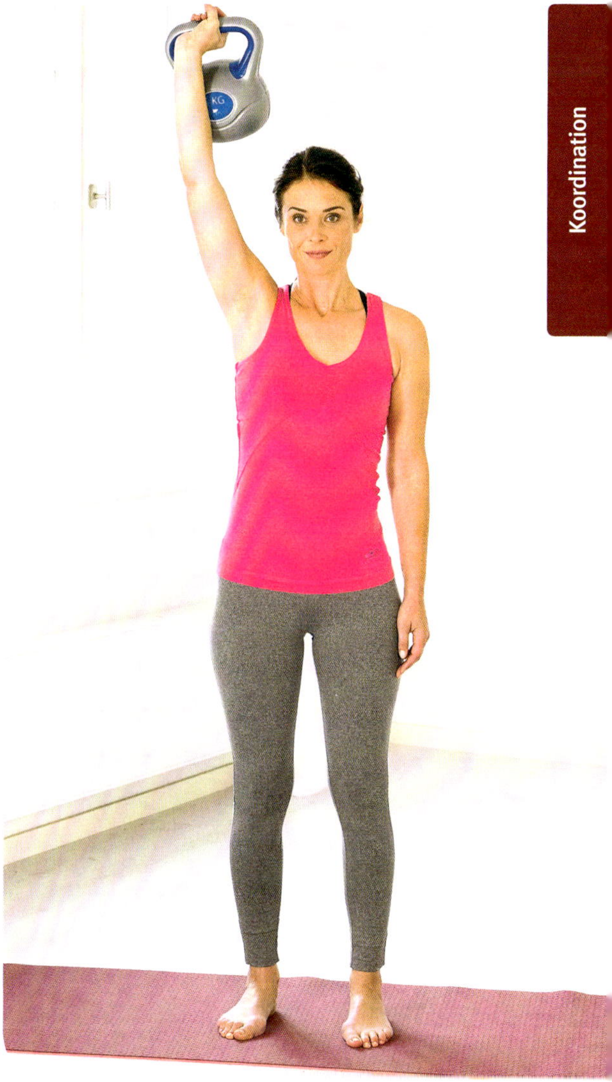

▲ Stabil gestreckter Arm

Swingstick-Koordination

Ausgangsposition: Sie beginnen im aufrechten Stand. Die Füße sind etwa beckenbreit auseinander aufgestellt. Halten Sie den Swingstick mit einer Hand für die frontale und die seitliche Variante und mit beiden Händen für die horizontale Übungsvariante. Stabilisieren Sie Ihre Körpermitte und den Arm für eine optimale Schwungübertragung auf den Swingstick durch Anspannen von Bauch- und Armmuskeln. Sobald Sie die Schwungbewegung auf den Swingstick übertragen haben, behalten Sie die Armposition stabil bei.

Durchführung: Sie übertragen die Schwungbewegung über nahezu gestreckte Arme (die sich während der gesamten Schwungbewegung nicht mehr verändern) auf das Trainingsgerät. Dazu benötigen Sie eine stabile Körpermitte und einen stabilen Arm- und Schulterkomplex. Achten Sie auch auf eine fließende Bewegung in den Schwungphasen und nutzen Sie den Schwung jeweils auch für die Gegenbewegung.

- Variante 1 – frontal: Bringen Sie den Swingstick in sanfte Schwingung durch Vor- und Zurückbewegen Ihres gestreckten Armes. Dabei sollte der Oberkörper stabil bleiben. Achten Sie auf eine gleichmäßige Schwungübertragung auf beide Enden.
- Variante 2 – seitlich: Halten Sie den Swingstick seitlich vom Körper weg und bringen Sie ihn mit denselben Bewegungen Ihres gestreckten Armes in Schwingung. Dabei bewegen sich die Enden seitlich von Ihnen weg.
- Variante 3 – horizontal: Hierbei übertragen Sie die Schwingung mit beiden Armen auf den Swingstick und die Enden bewegen sich im Schwung nach oben und unten.

Zu beachten: Stabilisieren Sie Ihre Position und die Schwungbewegung stets mit Bauchspannung und aktiver Aufrichtung des Oberkörpers (der Wirbelsäule).

Wenn Sie bei dieser Übung die Wiederholungen mitzählen, zählt nur die Bewegung des Sticks in eine Richtung (z. B. das Schwingen nach vorne, vom Körper weg). Also: Immer wenn sich beide Enden des Sticks nach vorne biegen, ist eine Wiederholung geschafft.

Einsteiger: 3 × 8–12 Wiederholungen

Mittelstufe: 5 × 15–18 Wiederholungen

Fortgeschrittene: 5 × 25–50 Wiederholungen

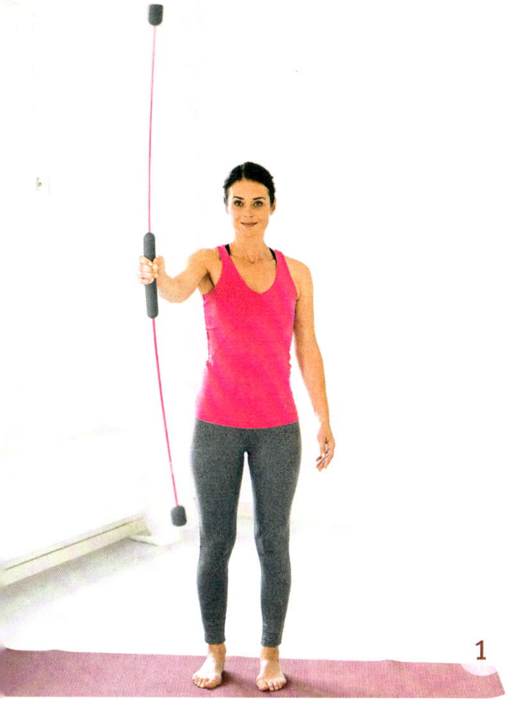

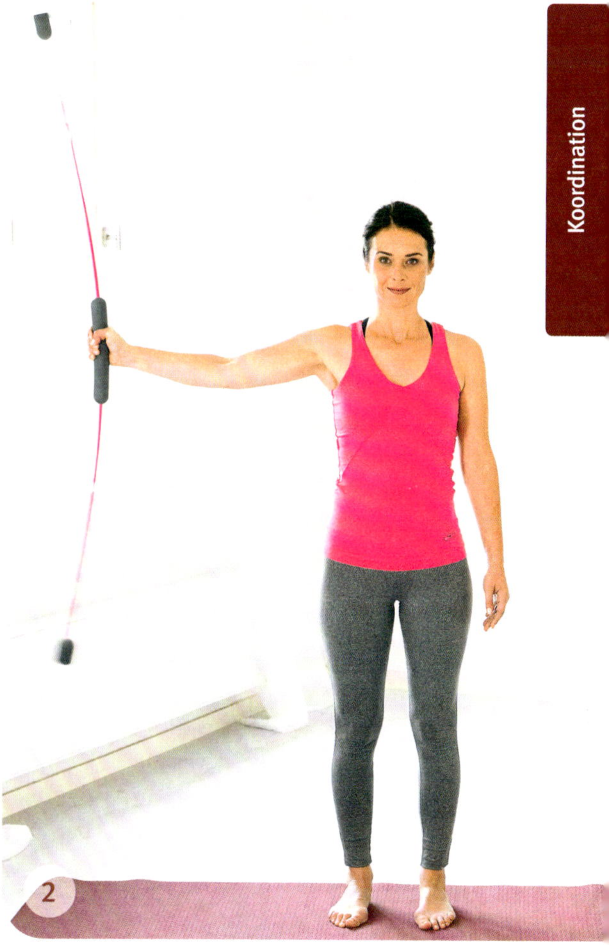

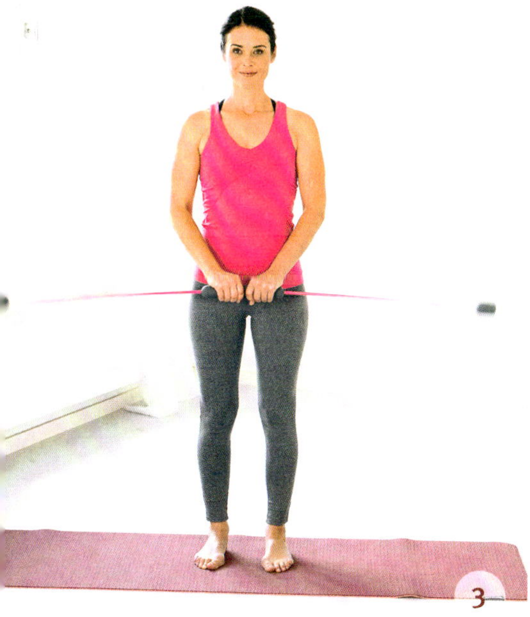

❶ Schwingen nach vorne
❷ Seitliches Schwingen
❸ Horizontales Schwingen

Ballchanger

Ausgangsposition: Im Vierfüßlerstand stützen Sie sich mit den Händen auf je einem Ball ab. Dabei stehen die Knie anfangs unter den Hüftgelenken, im späteren Progressionsverlauf können Sie Ihre Knie auch weiter nach hinten positionieren. Die angespannten Bauchmuskeln sichern eine stabile Körpermitte und gewährleisten auch größere Bewegungsmöglichkeiten der Arme auf den Bällen.

Durchführung: Rollen Sie einen Ball nach hinten (zum Körper hin) und einen Ball nach vorne (vom Körper weg). Dabei nehmen Sie die Hände von den Bällen, geben dabei den Bällen den gewünschten Bewegungsimpuls und stützen sich wieder auf den neu positionierten Bällen ab. Wiederholen Sie diesen Ablauf immer wieder – so sind Ihre Arme immer im Wechsel körpernah und körperfern auf dem Ball abgestützt.

Endposition: Der erste Teil der Bewegung ist zu Ende, wenn Sie die Hände vom Ball angehoben haben, die Bälle verlagert und dann die Hände wieder auf den Bällen abgestützt haben. Eine komplette Wiederholung ist erreicht, wenn Sie wieder in der anfänglichen Ausgangsposition angekommen sind.

Zu beachten: Wenn Sie die Bewegung nicht koordinieren können, machen Sie sie anfangs nicht beidarmig, sondern einen Arm nach dem anderen. Lassen Sie die Bälle zu Beginn nur wenig rollen, bevor Sie sich wieder darauf abstützen. Mit der Zeit können die Rollbewegungen der Bälle größer und auch schneller werden.

Einsteiger: 3 × 8–12 Wiederholungen

Mittelstufe: 5 × 15–18 Wiederholungen

Fortgeschrittene: 5 × 25–50 Wiederholungen

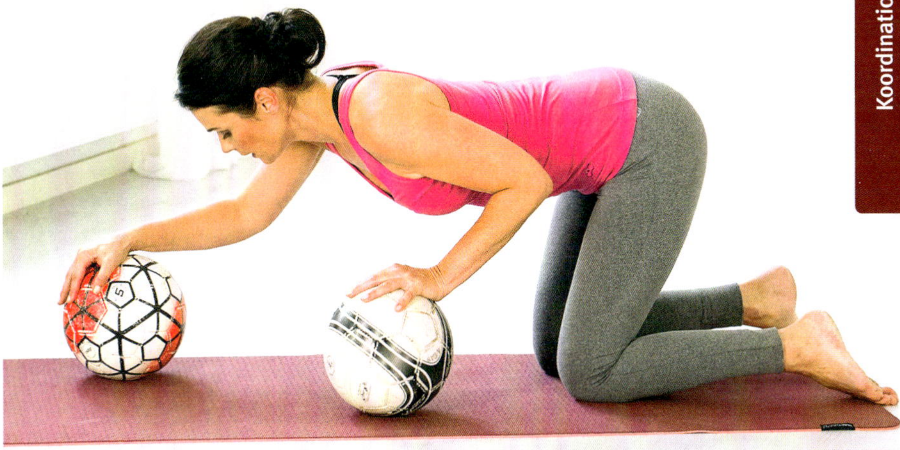

» Bällchen wechsel dich

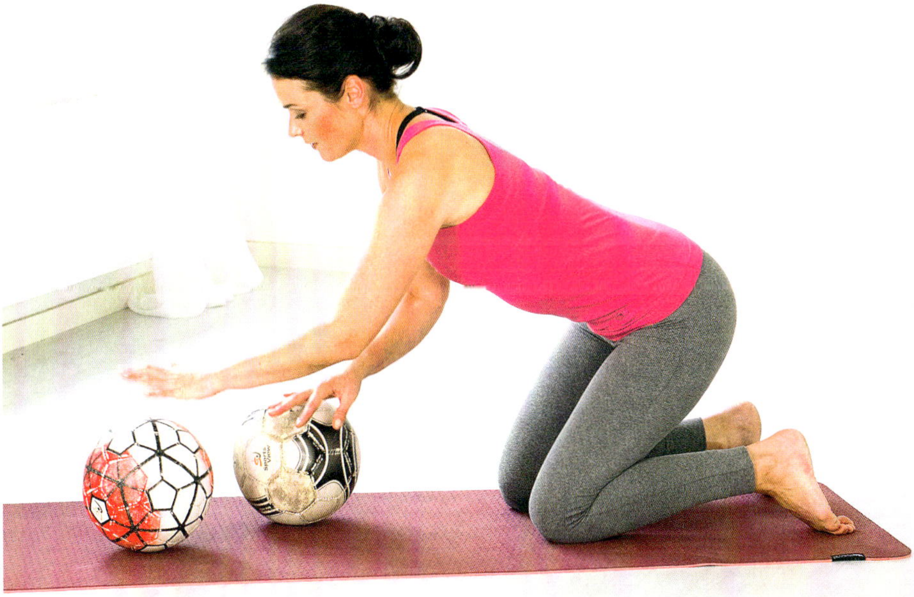

» Oberkörper stabil halten

Seilzug Flexion/Extension

Ausgangsposition: In stehender Ausgangsposition fixieren Sie den Seilzug beispielsweise an einem Türgriff. Der Zug ist dadurch in etwa auf der Höhe des Bauchnabels angebracht. Halten Sie eine Handschlaufe in jeder Hand. In dieser Höhe ist der Seilzug sehr effektiv bei akuten Schmerzen und Bewegungseinschränkungen einsetzbar.

Durchführung: Wechselseitig ziehen Sie einen Arm nach hinten, während sich der andere Arm nach vorne bewegt. Dabei beugen Sie beim Zurückziehen den Ellenbogen des jeweiligen Armes. Sie können diese Bewegung in die jeweilige Richtung (nach vorne oder auch nach hinten) mit dem jeweils anderen Arm erleichtern, indem Sie nicht dagegenhalten, oder durch ein Bremsen der Bewegung auch erschweren. Die Höhe des Seilzuges erlaubt eine sanfte Mobilisation der Schulter in die Flexion (Arm nach vorne oben anheben) oder auch in die Extension (Arm nach hinten strecken).

Um eine Bewegung zu erleichtern, führen Sie die Bewegung vorwiegend mit dem nicht betroffenen Arm aus und erleichtern damit Ihrer »Problemseite« die jeweilige Bewegung.

Ist Ihr Hauptproblem eine reduzierte Beweglichkeit, sollten Sie diese Bewegungsrichtung besonders bearbeiten und durch Wiederholung verbessern.

Endposition: Das Bewegungsende ist erreicht, wenn der Arm in direkter Verlängerung des Seilzuges gestreckt ist. Die Rückkehr zur Ausgangsposition vervollständigt eine Wiederholung dieser Übung.

Zu beachten: Beginnen Sie mit langsamen und kleinen Bewegungen. Steigern Sie sowohl das Tempo als auch das Bewegungsausmaß kontrolliert.

Einsteiger: 3 × 8–12 Wiederholungen

Mittelstufe: 5 × 15–18 Wiederholungen

Fortgeschrittene: 5 × 25–50 Wiederholungen

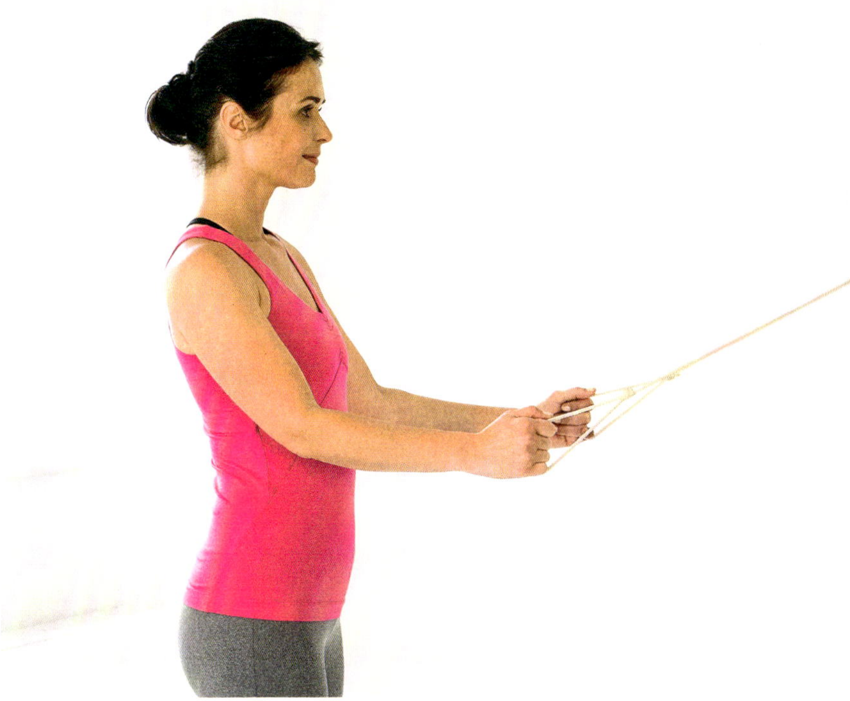

» In der Startposition sind beide Seilenden gleich lang

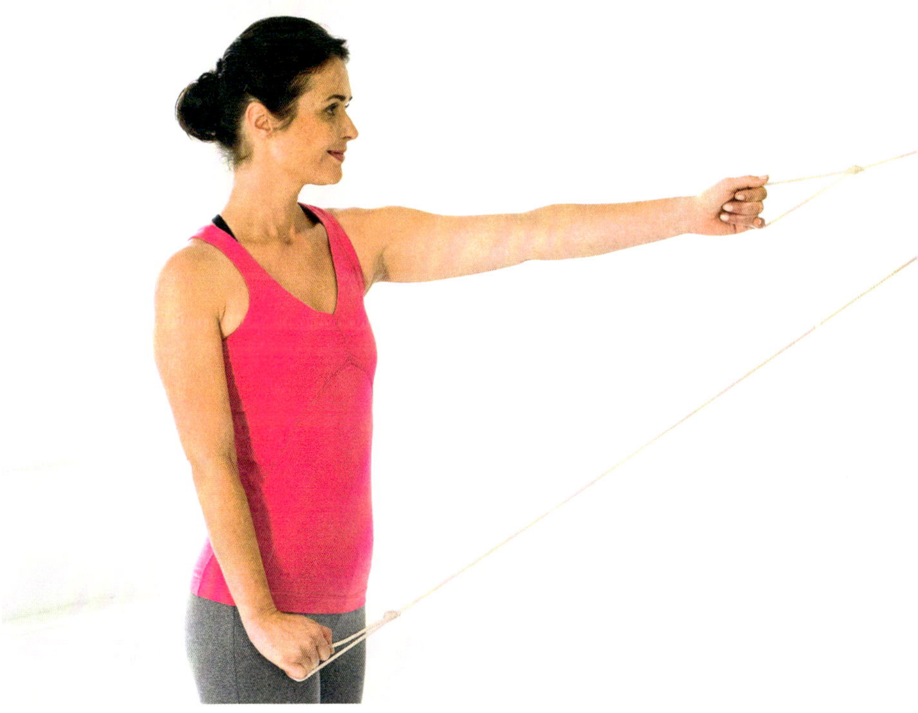

» Ein Arm wird nach oben gezogen

Seilzug Innen-/Außenrotation

Ausgangsposition: Diese Übung kann sowohl im Stehen als auch in einer sitzenden Position durchgeführt werden. Positionieren Sie den Seilzug etwa auf der Höhe Ihres Bauchnabels. Sie stehen seitlich zum Befestigungspunkt des Seilzuges und behalten eine aufrechte Position des Oberkörpers während der gesamten Übung bei. Halten Sie den Seilzug an den Handschlaufen fest und halten Sie die Oberarme an den Oberkörper angelegt.

Durchführung: Der äußere (hier: rechts) Arm führt hier die Bewegung: Ziehen Sie am Seilzug nach außen. Dabei bleibt der Oberarm am Oberkörper angelegt, der Unterarm ist parallel zum Boden. Wenn Sie diese Übung intensiver gestalten möchten, geben Sie mit dem linken Arm einen Widerstand (Sie bremsen die Bewegung) gegen die Drehbewegung Ihres rechten Armes. Er hat die intensive Arbeit in die Außenrotation zu verrichten – dabei muss er gegen den Widerstand des Seilzuges und die bremsende Wirkung des linken Armes arbeiten.

Nutzen Sie den inneren (hier links) Arm als Führungsarm, findet die Hauptarbeit in die Innenrotation statt. Auch hier können Sie durch Gegenhalten mit dem anderen Arm die Intensität individuell steuern. Wechseln Sie den Führungsarm und damit auch die Bewegungs-/Trainingsrichtung.

Endposition: Das Ende der Außenrotation ist bei etwa 60° Drehung. Für die Innenrotation ist das Bewegungsende erreicht, wenn der Unterarm quer vor dem Oberkörper liegt. Eine Wiederholung ist erledigt, wenn Sie sowohl Außen- als auch Innenrotation absolviert haben.

Zu beachten: Wechseln Sie die Rotation (Innenrotation mit dem linken Arm – Außenrotation mit dem rechten Arm) und führen Sie die Übung auch umgekehrt durch. Dazu drehen Sie sich einfach um 180° und wiederholen die Bewegung (nun: Innenrotation rechts – Außenrotation links).

Einsteiger: 3 × 8–12 Wiederholungen

Mittelstufe: 5 × 15–18 Wiederholungen

Fortgeschrittene: 5 × 25–50 Wiederholungen

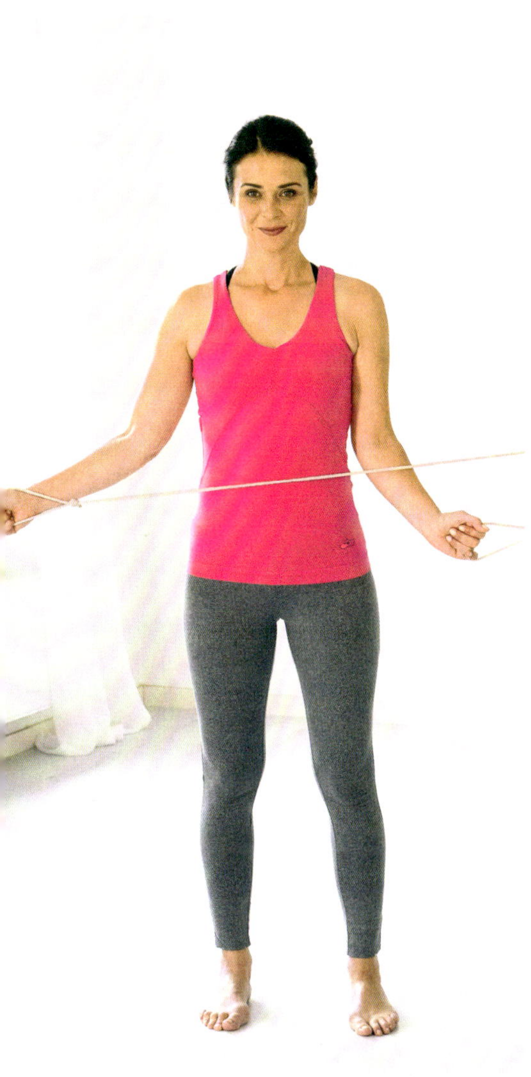

Außenrotation der Schulter

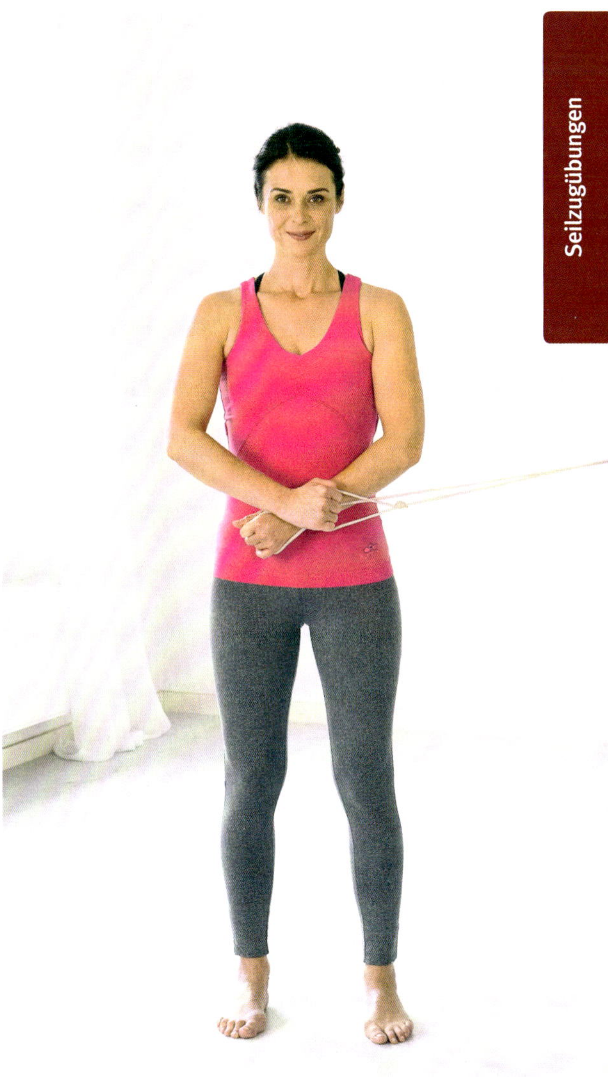

Innenrotation der Schulter

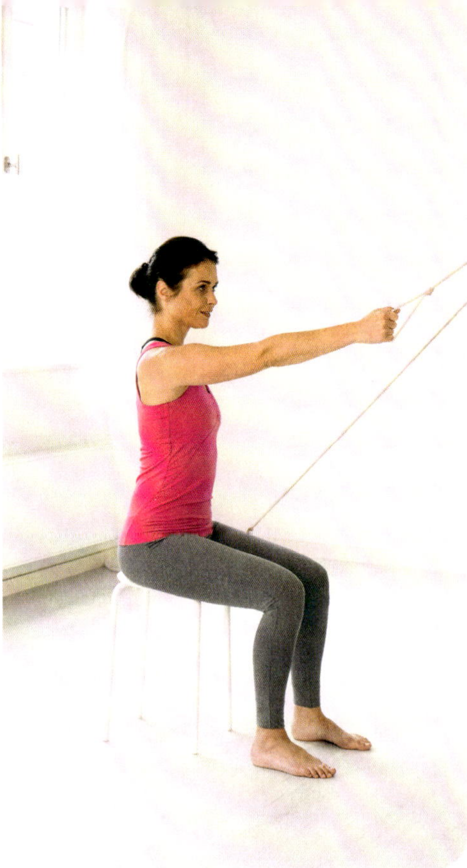

Hohe Beugung der Schulter

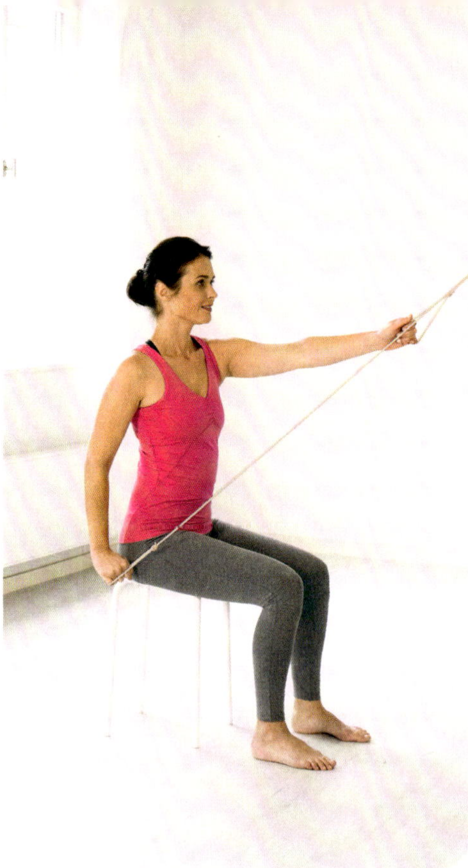

Ein Arm zieht nach hinten

Seilzug hohe Flexion

Ausgangsposition: Wenn Sie den Seilzug an einem Fenstergriff befestigen, können Sie in einer sitzenden Position arbeiten. Können Sie den Seilzug auch höher befestigen, so sind diese Bewegungen auch in einer stehenden Position möglich. Halten Sie den Seilzug mit beiden Händen in den Handschlaufen fest.

Durchführung: Halten Sie den Seilzug während der gesamten Übung gespannt und ziehen Sie wechselseitig einen Arm über den Zug nach vorne oben. Während der Übung darf sich Ihr Oberkörper gerne nach rechts und links etwas mitdrehen. So mobilisieren Sie auch noch die Brustwirbelsäule und die Rippen mit; dies unterstützt auch direkt die Beweglichkeit der Schultergelenke.

Endposition: Das Bewegungsende ist erreicht, wenn Ihr Arm in direkter Verlängerung zum Seilzug steht.

Zu beachten: Halten Sie den Oberkörper aufrecht und die Körpermitte stabil, indem Sie die Bauchmuskeln anspannen.

Einsteiger: 3 × 8–12 Wiederholungen

Mittelstufe: 5 × 15–18 Wiederholungen

Fortgeschrittene: 5 × 25–50 Wiederholungen

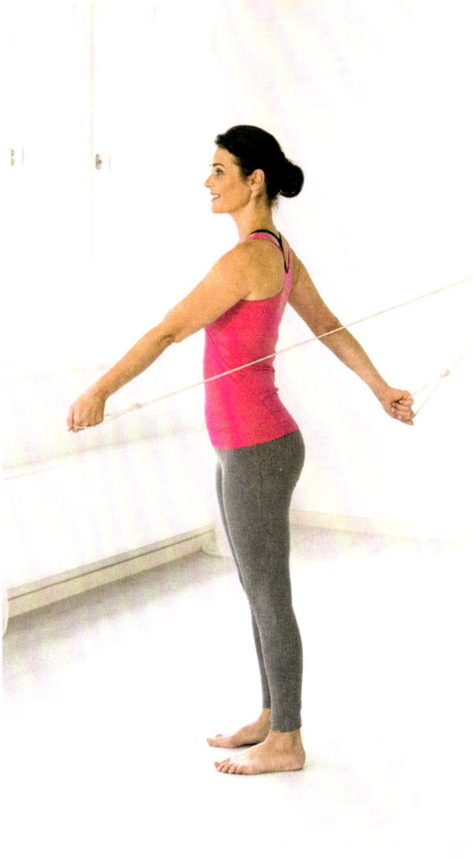

Schwerpunkt: Arm nach hinten

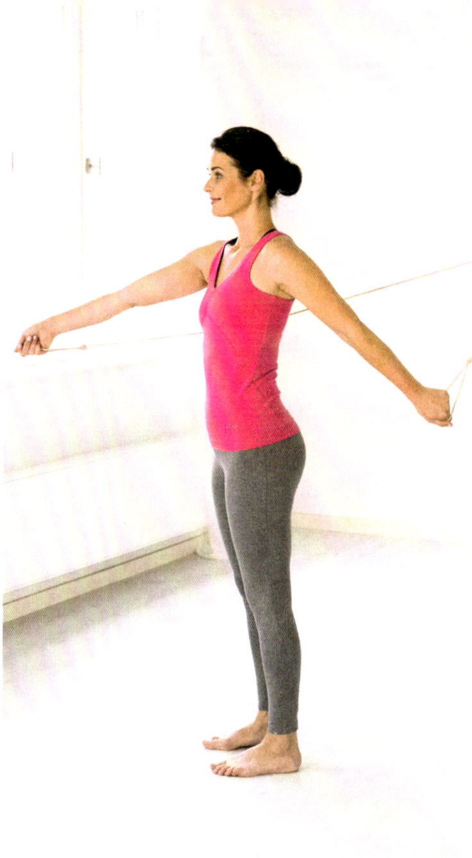

Führen Sie die Bewegung mit Kraft aus

Seilzug Flexion/Extension endgradig

Ausgangsposition: Diese im Stehen auszuführende Übung bringt Ihr Bewegungsausmaß bis an das physiologische Bewegungsende. Sie befestigen den Seilzug an einer Türklinke und drehen dem Befestigungspunkt den Rücken zu. Halten Sie die Enden in den Handschlaufen auf beiden Seiten fest.

Durchführung: Straffen Sie den Seilzug und heben Sie wechselseitig einen Arm nach vorne bis zur Kopfhöhe (oder auch höher) an. Gleichzeitig wird der andere Arm nach hinten bewegt. Drehen Sie Ihren Oberkörper mit der Armbewegung etwas nach rechts und links. So erleichtern Sie die Bewegungen Ihrer Schultergelenke.

Endposition: Das Ende ist erreicht, wenn die Arme in direkter Verlängerung zum Seilzug stehen. Wenn der rechte Arm auf Kopfhöhe ist, haben Sie das erste Bewegungsende erreicht. Ist der linke Arm auf Kopfhöhe und der rechte in der Ausgangsposition, ist eine Wiederholung absolviert.

Zu beachten: Halten Sie Ihre Körpermitte während der gesamten Übung stabil.

Einsteiger: 3 × 8–12 Wiederholungen

Mittelstufe: 5 × 15–18 Wiederholungen

Fortgeschrittene: 5 × 25–50 Wiederholungen

Seilzug Abduktion/Adduktion

Ausgangsposition: Der Seilzug ist an der Türklinke befestigt und Sie stehen seitlich zum Befestigungspunkt. Die Füße stehen etwa hüftbreit auseinander und Sie halten den Seilzug an beiden Enden fest an den Handschlaufen.

Durchführung: Straffen Sie den Seilzug über einen leichten Zug mit beiden Armen. Nun ziehen Sie Ihre Arme seitlich auseinander (beide Arme bewegen sich in die sogenannte Abduktion, das heißt, sie entfernen sich in beiden Richtungen von der Körpermitte). Sie können den Schwerpunkt der Bewegung auf einen Arm legen und mit ihm die größere Bewegung nach oben machen. Ziehen Sie beide Arme über die Ausgangsposition zurück und in die andere Richtung über die Körpermitte hinweg (in die sogenannte Adduktion). So haben Sie das gesamte Bewegungsspektrum ausgeschöpft.

Endposition: Das Bewegungsende ist erreicht, wenn die Arme in direkter Verlängerung zum Seilzug stehen oder Ihre Symptome auftreten. Zurück in der Ausgangsposition haben Sie eine komplette Wiederholung der Übung durchgeführt.

Zu beachten: Eine stabile Körpermitte sollte während der gesamten Bewegungsdurchführung beibehalten werden. Beginnen Sie mit langsamen und kontrollierten Bewegungen.

Einsteiger: 3 × 8–12 Wiederholungen

Mittelstufe: 5 × 15–18 Wiederholungen

Fortgeschrittene: 5 × 25–50 Wiederholungen

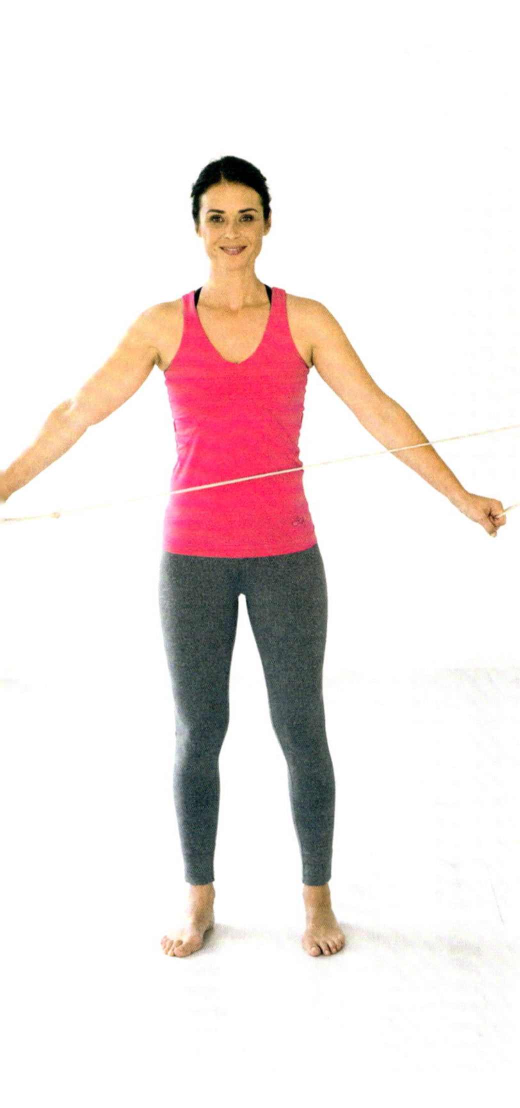

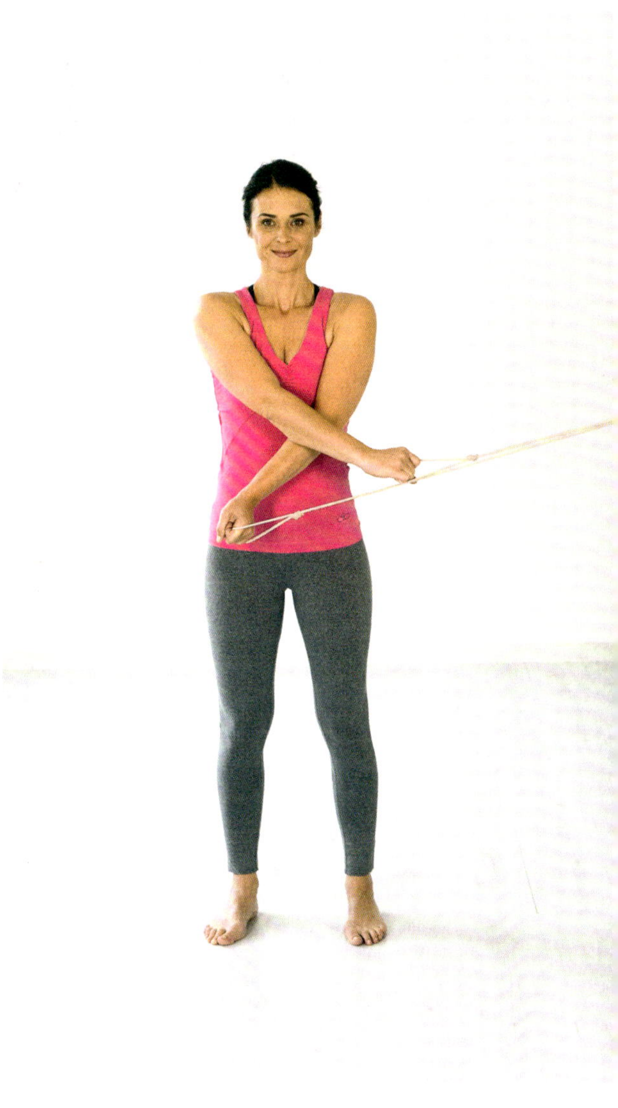

» Arm zur Seite mobilisieren …

» … und zurück

Do it yourself: Seilzug selber bauen

Der Seilzug eröffnet vielseitige Trainingsmöglichkeiten in den Bereichen Mobilisation und Kräftigung.

Mobilisation Sie können Ihren Arm in der Schulter in sechs Richtungen bewegen. In jede Richtung lässt sich mit dem Seilzug arbeiten und so das aktive Bewegungsausmaß zunehmend erweitern. Er bringt einen deutlichen Vorteil: Entlastung! In der Physiotherapie ist einer der ersten Mobilisationsschritte, dem Arm bei Bewegungen im Schultergelenk das Eigengewicht abzunehmen. Für eine effektive Bewegungserweiterung nutzen Sie dazu einfach Ihren nicht betroffenen Arm als Unterstützung bei den Bewegungen. Je mehr Kraft Sie so in die Bewegung bringen, desto geringer ist die Belastung Ihrer betroffenen Schulter. So können Sie die überbeanspruchten Strukturen deutlich entlasten und damit auch die Bewegungen mit einer größeren Bewegungsreichweite durchführen. Mit der Zeit reduzieren Sie die Unterstützung durch den gesunden Arm, bis die betroffene Schulter die Bewegung selbsttätig durchführen kann.

Kräftigung Um Ihre betroffene Schultermuskulatur etwas mehr zu fordern, nutzen Sie den Seilzug wie einen Zugapparat. Dazu bauen Sie mit dem anderen Arm einfach einen Widerstand gegen die Bewegung auf. Sie bremsen mit einem Arm quasi die Bewegung des anderen und fordern somit einen höheren Kraftaufwand. So können Sie Ihren Kraftaufwand selbst dosieren und individuell an den Zustand Ihrer Schulter anpassen.

So kann ein kleiner Zugapparat mehrere Trainingsgeräte ersetzen und Ihnen gute Dienste in der Rehabilitation Ihrer Schulter oder der Prävention von Schulterstörungen leisten.

Mit etwas Engagement können Sie Ihren Seilzug sogar selber bauen – Sie müssen keine teuren Vorrichtungen kaufen. Wie das einfach geht, zeigt Ihnen dieser Exkurs. Alles, was Sie dazu benötigen, ist im Folgenden aufgelistet.

Materialliste Seilzug:
- Umlenkrolle/Seilrolle 20 mm (im Baumarkt erhältlich für ca. 2–3 Euro)
- 2,20 m langes Seil mit 4–6 mm Stärke (es muss durch die Seilrolle passen – im Zweifel testen Sie es vor dem Kauf)
- 35–40 cm lange Kordel mit ca. 2 mm Stärke – damit können Sie den Seilzug später zum Training befestigen

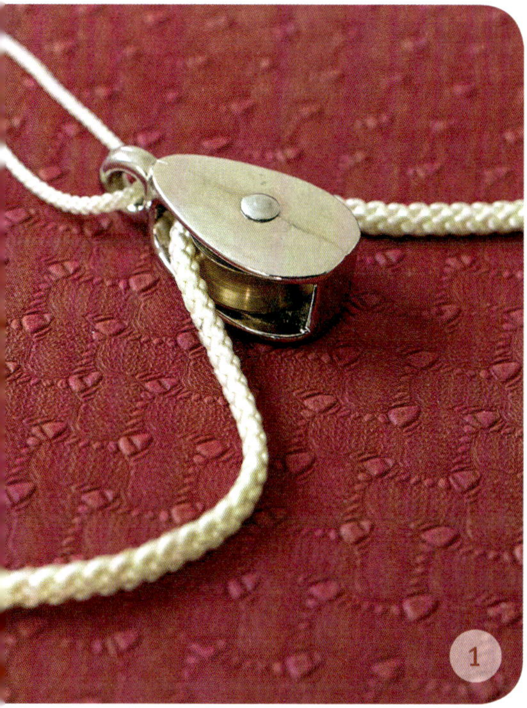

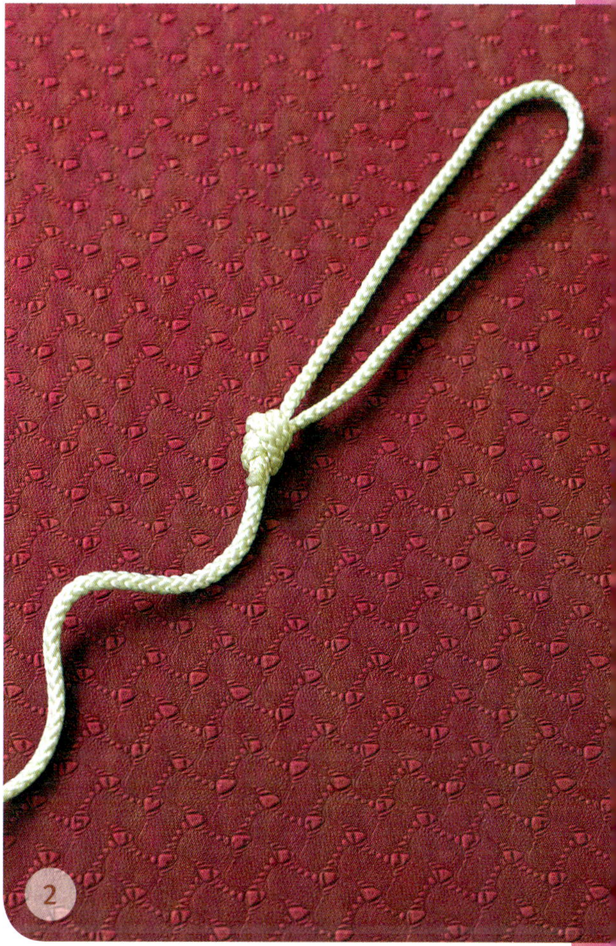

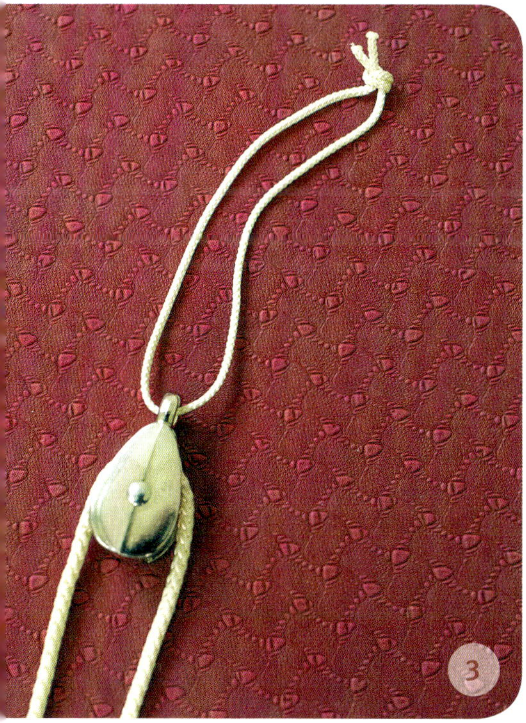

Bauanleitung in drei Schritten:

1. Fädeln Sie das Seil (2,20 m Länge) in die Umlenkrolle ein.
2. Knoten Sie an beiden Enden Handschlaufen mit den letzten 35–40 cm des Seiles (so, dass Sie Ihre Hand bequem durch die Schlaufen stecken können.
3. Befestigen Sie die Haltekordel an der dafür vorgesehenen Öse an der Umlenkrolle.

Rollout Schulteraußenseite

Ausgangsposition: Im Stand positionieren Sie die Faszienrolle zwischen der Außenseite Ihrer Schulter (oberer Anteil des Oberarmes) und der Wand. Dabei liegt die Rolle etwa in der Mitte des Oberarmes. So können die Rollbewegungen nach oben und unten gleichermaßen effektiv durchgeführt werden.

Durchführung: Ziehen Sie nun die Schulter über die Blackroll nach oben. Dabei rollt die Faszienrolle am Oberarm entlang nach unten in Richtung Ellbogen. Mit etwas Druck gegen die Rolle entfaltet dieses Rollout die besten Effekte. Drücken Sie danach die Schulter auch nach unten. Dadurch bewegt sich die Rolle am Oberarm entlang nach oben in Richtung Schulter. So können Sie alle Anteile der faszialen Armlinien in der Schulterregion durcharbeiten.

Endposition: Die Endpositionen dieser Übung liegen einmal bei einer maximal nach oben gezogenen Schulter und zum anderen bei der maximal nach unten gedrückten Schulter.

Zu beachten: Beginnen Sie mit langsamen und gut dosierten Rolloutbewegungen. Steigern Sie das Bewegungstempo und den eingesetzten Druck auf die Rolle angemessen und beachten Sie Ihre Symptome.

Einsteiger: 3 × 8–12 Wiederholungen

Mittelstufe: 5 × 15–18 Wiederholungen

Fortgeschrittene: 5 × 25–50 Wiederholungen

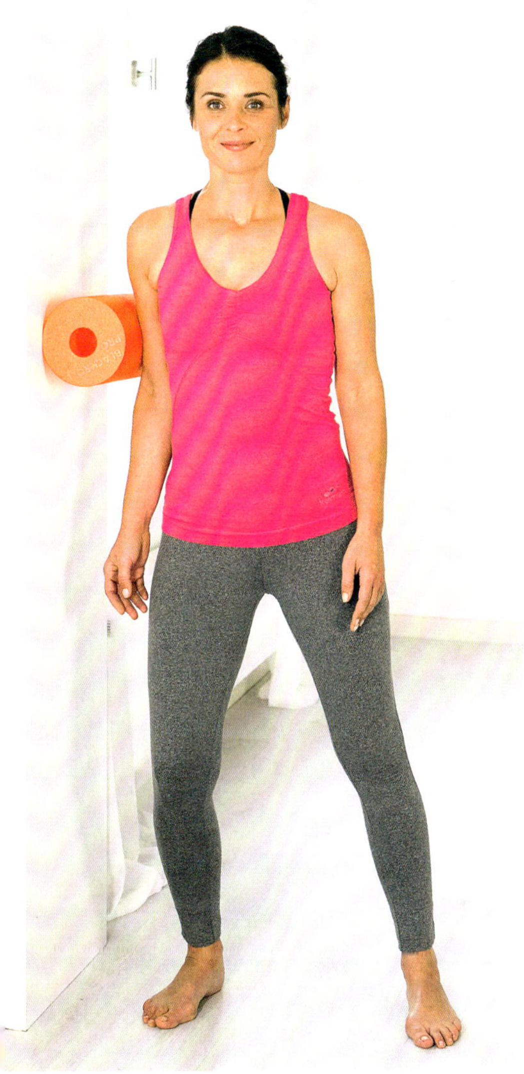

Rollout außen

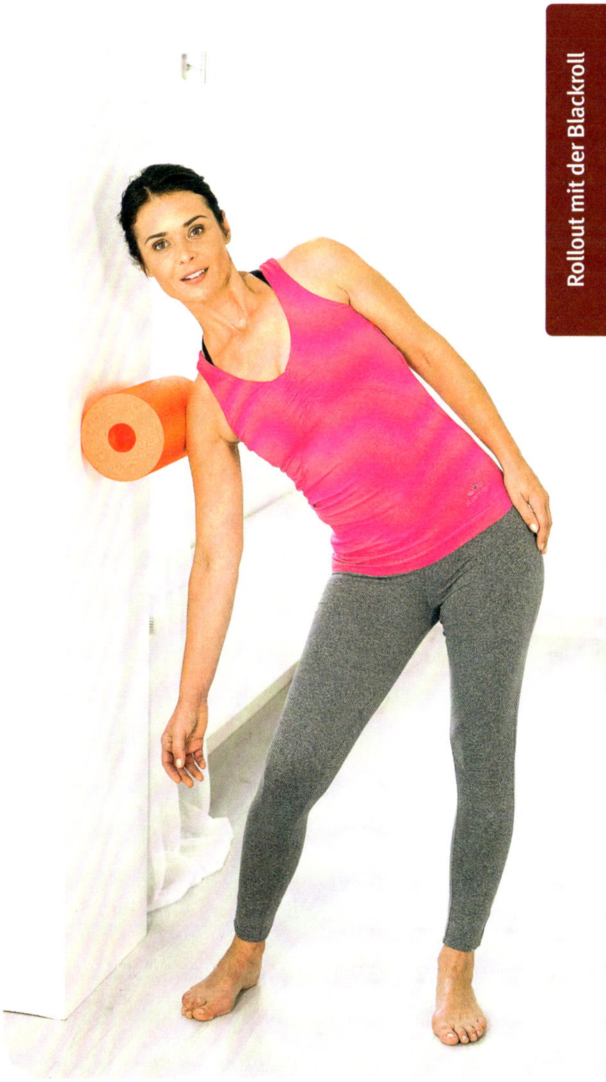

Bis zur Schulterhöhe

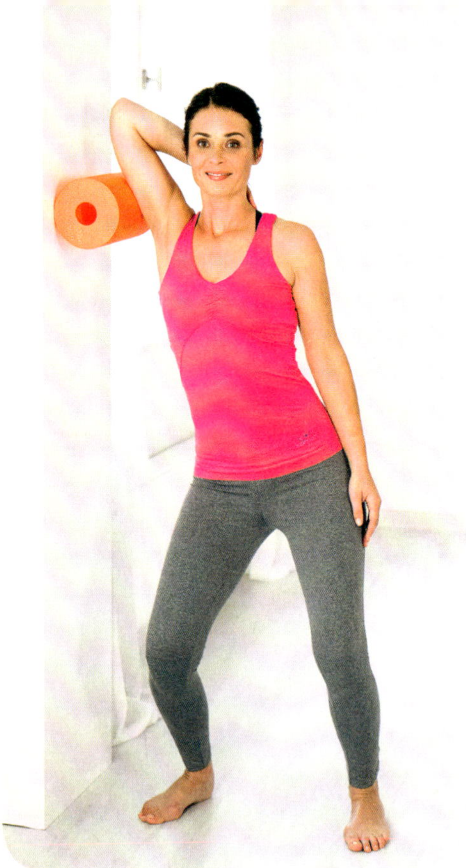

Rollout Oberarm bis Achsel

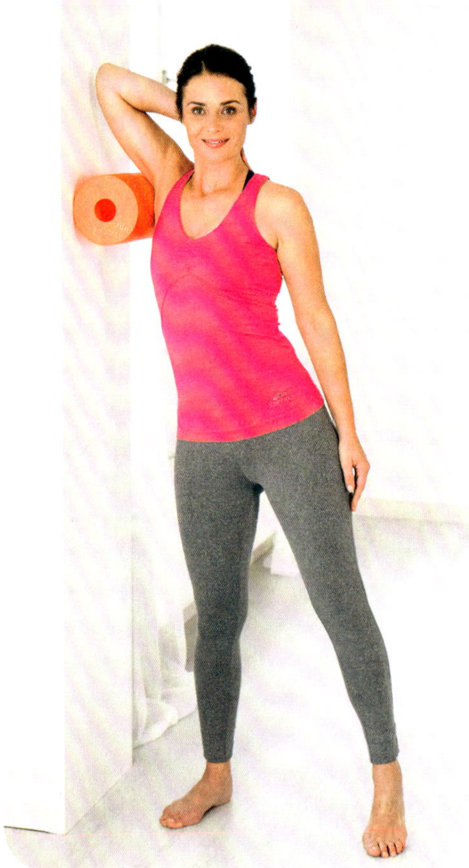

Auch mit Druck auf das Schulterblatt

Rollout der Schulterrückseite

Ausgangsposition: Nehmen Sie eine stehende Position ein. Mit einer Hand greifen Sie an den Hinterkopf und nehmen so den Oberarm nach oben. Die Blackroll klemmen Sie mit der Rückseite des Oberarmes gegen die Wand. Starten Sie mit leicht gebeugten Knien. Die Rolle liegt etwa in der Mitte der Oberarmrückseite und somit über der Schulter.

Durchführung: Strecken Sie nun die Knie, drücken Sie die Rolle leicht gegen die Wand und schieben Sie Ihren Oberarm über die Rolle nach oben. Die Rolle bewegt sich so in Richtung Schulter.

Endposition: Das Ende der Bewegung ist erreicht, wenn sich die Rolle von der Mitte des Oberarmes bis in die Achselregion bewegt hat. Der anschließende Rückweg vervollständigt eine Wiederholung.

Zu beachten: Testen Sie die optimale Ausgangsposition (was die Kniebeugung betrifft) für Ihre Körpergröße.

Einsteiger: 3 × 8–12 Wiederholungen

Mittelstufe: 5 × 15–18 Wiederholungen

Fortgeschrittene: 5 × 25–50 Wiederholungen

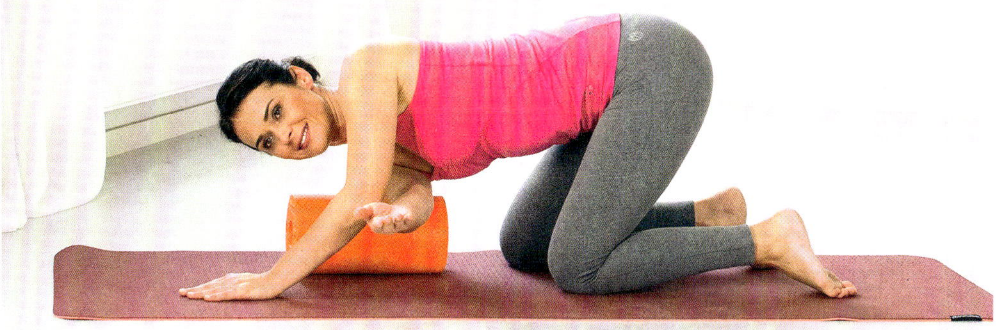

Seitliches Mobilisationsrollout

Rollout im Vierfüßler

Ausgangsposition: In der Vierfüßlerposition sind die Knie unter den Hüftgelenken positioniert, die Hände sind knapp vor den Schultern abgestützt. Die Blackroll positionieren Sie auf Schulterhöhe. Legen Sie einen Oberarm darauf ab.

Durchführung: Schieben Sie Ihren Arm über die Rolle unter dem Oberkörper hindurch. Dabei darf sich der Oberkörper mitdrehen. So entsteht zusätzlich eine angenehme Mobilisation für die Brustwirbelsäule und die Wirbel-Rippen-Gelenke. Steigern Sie während der Rollbewegung den Druck auf die Rolle. Ziehen Sie den Arm danach in die Ausgangsposition zurück.

Endposition: Das Ende der Rolloutbewegung ist erreicht, wenn Sie Ihren Arm maximal weit unter dem Oberkörper auf die Gegenseite geschoben haben. Nach dem Zurückziehen in die Ausgangsposition ist eine komplette Wiederholung geschafft.

Zu beachten: Verhindern Sie einen eingesunkenen Rücken. Spannen Sie die Bauchmuskeln an für mehr Stabilität.

Einsteiger: 3 × 8–12 Wiederholungen

Mittelstufe: 5 × 15–18 Wiederholungen

Fortgeschrittene: 5 × 25–50 Wiederholungen

Trainingsprogramm zur Schulterpflege

Acht abwechslungsreiche Übungen für bestmögliche Trainingseffekte und eine kräftige Schulterregion

Machen Sie bei jeder Übung 3–4 Durchgänge mit je 15–25 Wiederholungen

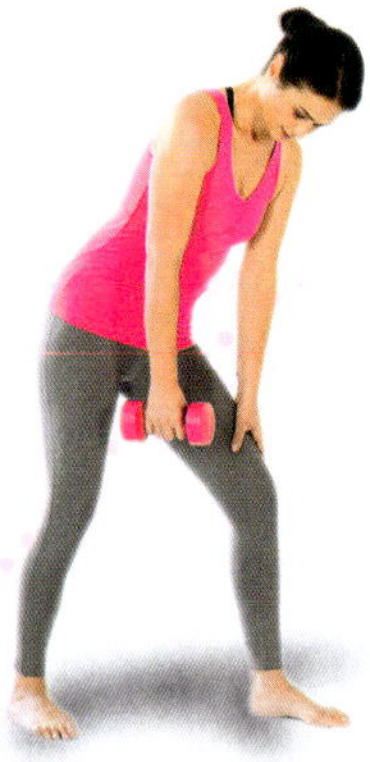

1 Pendeln
(Seite 14)

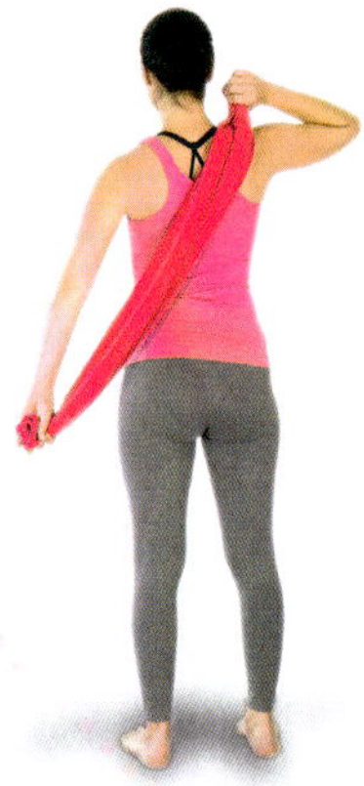

2 Rubbeln diagonal
(Seite 56)

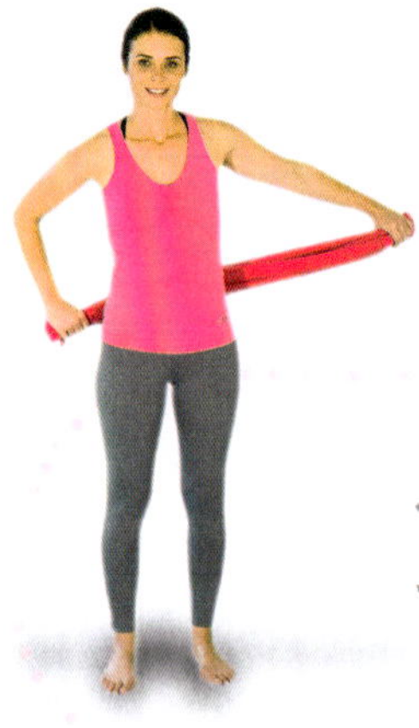

3 Rubbeln unten
(Seite 58)

4 Brustmuskel
(Seite 68)

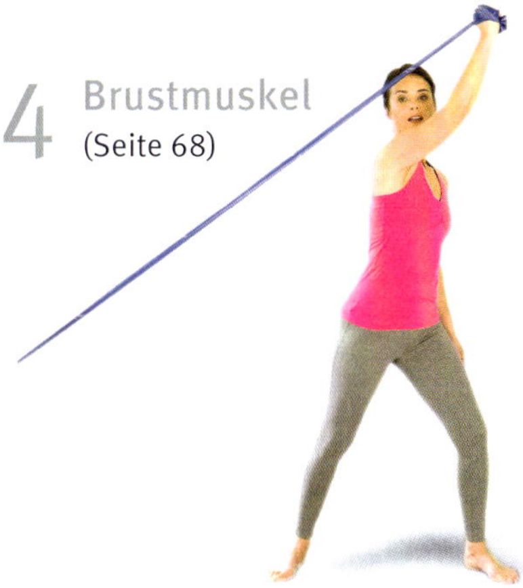

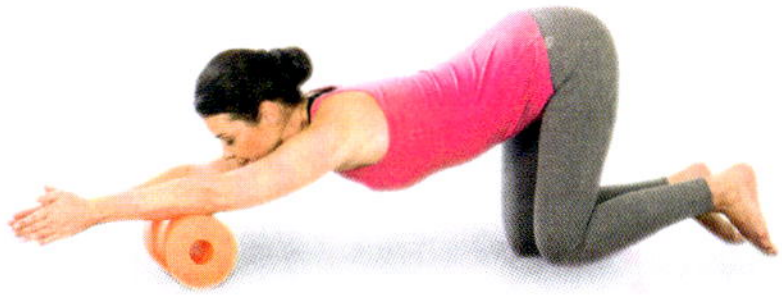

5 Rollstrecker
(Seite 60)

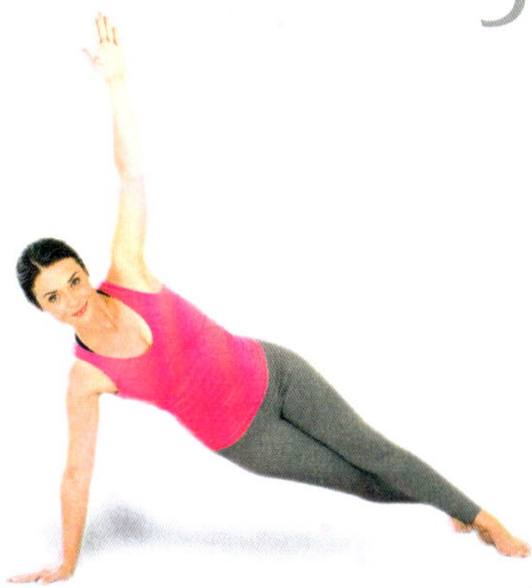

6 Seitstütz
(Seite 18)

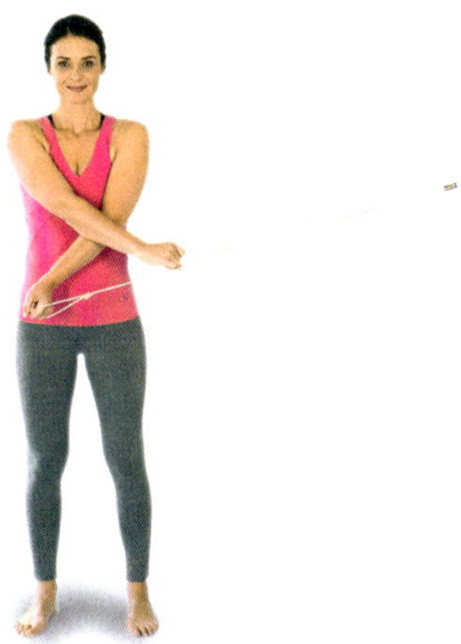

7 Adduktion
(Seite 96)

8 Rollout
(Seite 100)

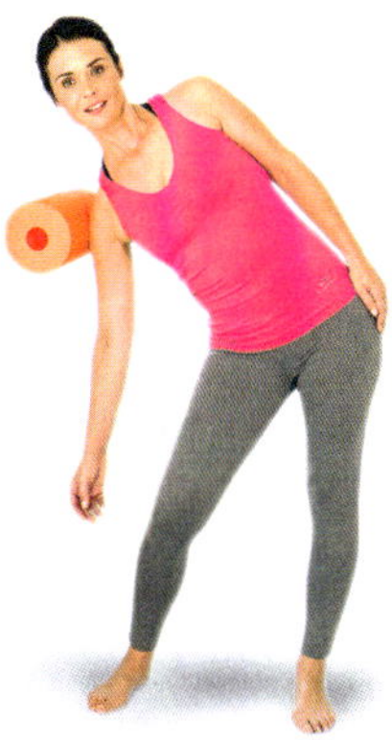

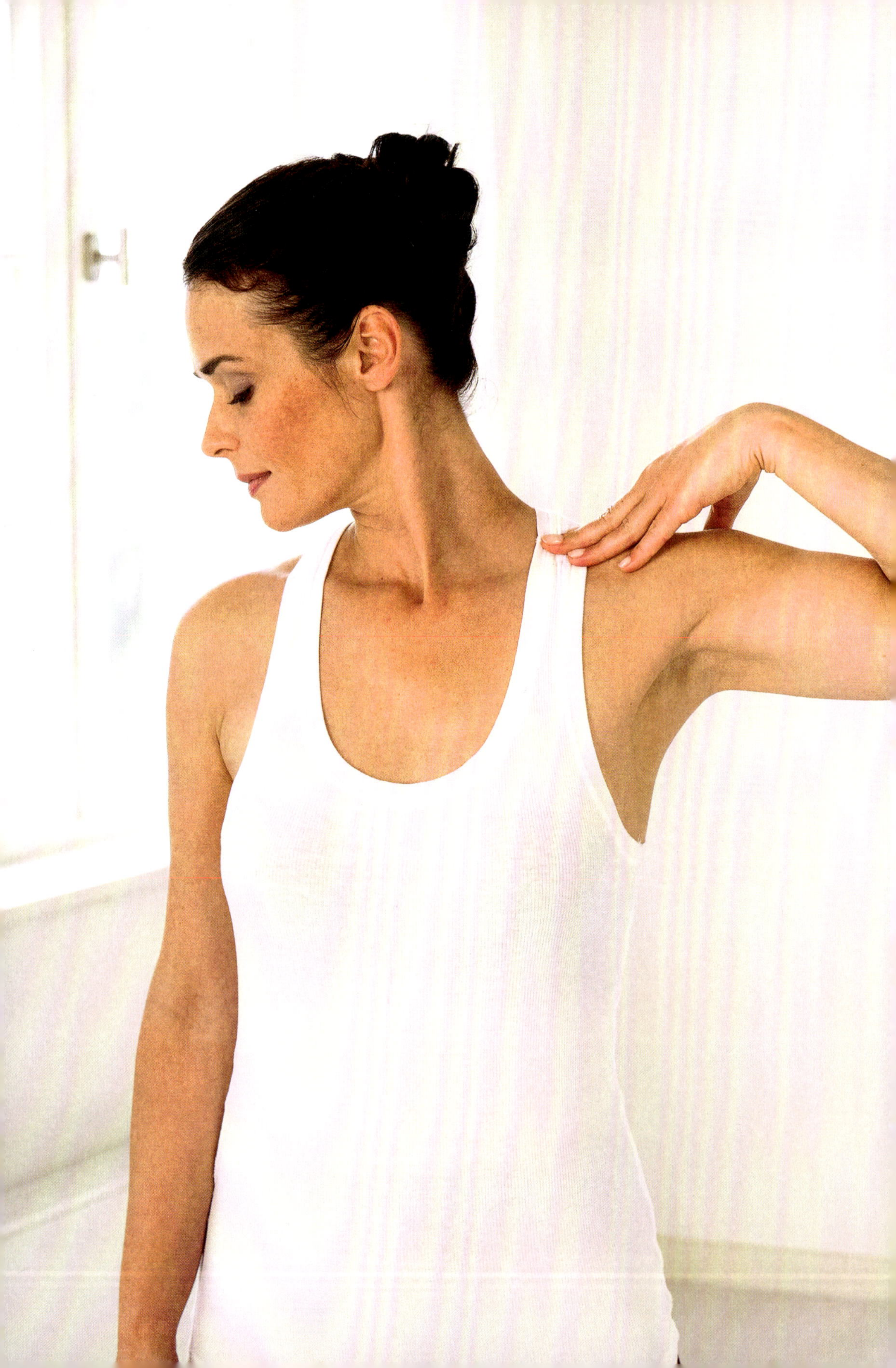

Der Weg zu Ihrer Diagnose und Therapie

Bei starken Schmerzen oder unerklärlichen Beschwerden sollten Sie sofort zum Arzt gehen. Holen Sie sich auch Hilfe, wenn Sie Ihre Beschwerden allein nicht in den Griff bekommen.

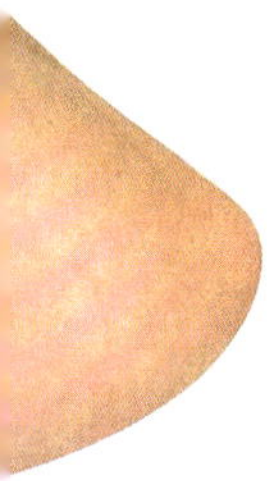

Diagnosen, Funktionsstörungen und Symptome

Welche Schulterbeschwerden kommen häufig vor und wie können Sie erkennen, wo Ihr Problem herkommt? Dieses Kapitel bietet einen Crashkurs in Problemerkennung.

Im Zweifelsfall sollte der Gang zum Arzt lieber zu früh als zu spät erfolgen. Lassen Sie sich vom Experten beraten, damit aus einem akuten Problem kein chronisches wird.

In der direkten Übersetzung kann der Begriff »Symptome« durch »Krankheitszeichen« ersetzt werden. Krankheitszeichen sind die besonderen Erkennungsmerkmale von Erkrankungen (Pathologien) oder Störungen, die jede/r Betroffene an sich erkennen oder wahrnehmen kann.

Ein ebenfalls häufig benutzter Begriff in diesem Zusammenhang ist die »Funktionsstörung«. Darunter sind Veränderungen am Bewegungsapparat zu verstehen, die eine normale Funktion von Körperstrukturen oder Bereichen nicht mehr erlauben. Sehr bekannt sind hierbei Bewegungsstörungen: Dabei kann eine Bewegung nicht mehr richtig (also nur noch mit Ausweichbewegung oder Schonhaltung), nicht mehr vollständig (dann ergeben sich Bewegungseinschränkungen, sogenannte Limitationen) oder nur noch mit Schmerzen durchgeführt werden. Dabei ist es oft schwierig zu sagen, was zuerst da war: Aus Funktionsstörungen gehen die Symptome hervor – aber auch aus Symptomen können Funktionsstörungen entstehen.

Eine Diagnose fasst diese Erscheinungen (Symptome und Funktionsstörungen) zusammen und gibt dem Problem dann einen Namen. So entstehen Begriffe wie beispielsweise die »PHS – Periarthritis humero-scapularis«, was übersetzt etwa so viel heißt wie: »Schulter-rundherum-AUA«.

Steckbriefe der häufigsten Schultererkrankungen

Die Möglichkeiten, sich eine Verletzung oder unangenehme symptomatische Veränderung der Schultergelenke zuzuziehen, sind vielfältig. Häufig sind aber der Entstehungsmechanismus und der Weg in die Problematik sogar bei den verschiedensten Diagnosen identisch oder zumindest ähnlich. Zu Beginn steht meist der nicht sachgemäße Umgang und Gebrauch der Schulter in Form von Verletzung oder Überbelastung. Jede Kette ist bekanntlich so stark wie ihr schwächstes Glied. Wenn das reißt, beginnt das Problem. Die Frage ist also: Welches ist das schwächste Glied in der Kette der Schulterstrukturen und welcher Art sind die Überlastungen?

Im Folgenden finden Sie die häufigsten Erkrankungen und die häufigsten problematischen Veränderungen der Strukturen der Schulterregion aufgelistet und erläutert. Entdecken Sie hierunter auch Ihre Probleme, Symptome oder Störungen, sollten Sie diese ärztlich abklären lassen und sich gegebenenfalls weitere Ratschläge und Hilfen holen.

Arthrose

Der Bewegungsapparat des Menschen ist mit seinen Gelenken, Muskeln, Faszien, Nerven und Blutbahnen den mechanischen Belastungen in Alltag und Sport ausgesetzt und zeigt nicht selten auch deutliche Spuren dieses täglichen Gebrauchs. Gerade auch das Schultergelenk ist ein stark benutztes Gelenk unseres Körpers. Etwa 30 % der Bevölkerung zeigen Verschleißerscheinungen im Schultergelenk und entwickeln das, was wir eine Arthrose nennen. Arthrose ist primär eine Veränderung am Bewegungsapparat, die das Gelenk – vor allem die Knorpelschicht – und in der Folge auch die Funktionsfähigkeit des Gelenkes betrifft. Ein arthrotisch verändertes Gelenk hat häufig nicht mehr die ursprüngliche Form und Funktion, die in der Medizin als normal angesehen wird.

Aber eine Arthrose kann auch ohne Symptome sein. Es gibt Menschen, die eine hochgradige Arthrose haben und vergleichsweise geringe Symptome zeigen. Andererseits gibt es Menschen mit einer eher gering ausgeprägten Arthrose, die sehr starke Symptome wie Schmerzen oder Bewegungseinschränkungen zeigen. Das legt den Schluss nahe: Arthrose ist nicht gleich Arthrose.

Entstehung

Der Gelenkknorpel ernährt sich durch einen ausbalancierten Wechsel von Druck und Zug, also durch ein moderates Wechselspiel von Be- und Entlastung. Durch diese mechanischen Reize kommt es im Gelenk zu einer besseren Verteilung von sogenannter »Gelenkschmiere« (synoviale Flüssigkeit). In dieser Flüssigkeit werden Nähr- und Baustoffe für den Gelenkknorpel transportiert. Dieser Vorgang kann mit dem Ausdrücken eines Schwammes verglichen werden. Herrschen große Druckkräfte, verliert der Gelenkknorpel wie ein Schwamm Flüssigkeit, wird spröde, rissig und damit auch verletzungsanfällig. Unter Entlastung kann der Gelenkknorpel wie ein Schwamm wieder Flüssigkeit und damit Nähr- und Baustoffe aufnehmen. Optimale Bedingungen für einen Gelenkknorpel herrschen also dann, wenn sich Druck und Zug (also Be- und Entlastung wie im bewegten Alltag oder Sport) im Gelenk gleichmäßig abwechseln. Kommt dieses Verhältnis aus dem Gleichgewicht, entstehen Störungen, die auch größere Ausmaße annehmen können.

Eine Arthrose tritt meist an einem stark benutzten und belasteten Gelenk auf und hat häufig auch Funktionsstörungen zur Folge. Das Schultergelenk wird durch seine zentrale Rolle beim Bewegen des Armes bei allen Armaktivitäten belastet. Wird hierbei der Gelenkknorpel permanent belastet, ohne die so wichtigen Entlastungsphasen zwischendurch zu erhalten, kommt es zu einem Abbau von Gelenkknorpel.

Schulterarthrose. Aus: Bohndorf K, Imhof H, Wörtler K. Radiologische Diagnostik der Knochen und Gelenke. 4. Aufl. Stuttgart: Thieme; 2017

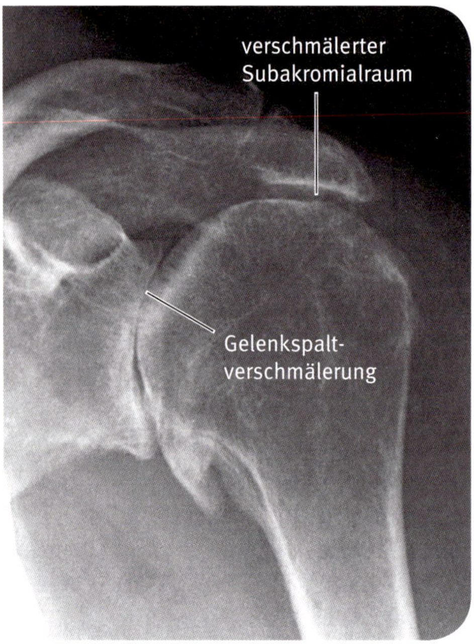

Einmal zerstörter Gelenkknorpel kann von unserem Körper nicht in kurzer Zeit wiederaufgebaut und ersetzt werden. Darunter leidet die Beweglichkeit der betroffenen Gelenke. Auf einer Röntgenaufnahme wird man eine Verschmälerung des Gelenkspaltes erkennen können, die von einem Abbau der Knorpelmasse herrührt: Die beiden Knochen, die das Gelenk bilden, rücken im Laufe der Zeit immer enger aneinander. So verstärkt sich auch die Reibung bei den Bewegungen. Hat sich im Laufe der Zeit der Gelenkknorpel abgerieben, sind meist auch deutliche Symptome bemerkbar, die eine Behandlung des betroffenen Gelenkes unumgänglich machen.

Symptome

Arthrose können wir grundlegend in zwei Gruppen einteilen:

1. Regenerative Arthrose Hierunter fallen auch eher kleinere Veränderungen (wie z.B. kleine Verletzungen oder auch Prellungen, Stauchungen, Schwellungen) am Gelenkknorpel, die eventuell mit einem vorübergehenden Flüssigkeitsdefizit einhergehen und meist auch reversibel sind. Das heißt, diese Veränderungen können von unserem Körper wieder ausgeglichen werden – wenn entsprechende Gegenmaßnahmen ergriffen werden – und hinterlassen oft keine bleibenden Spuren. Bei diesen Veränderungen nehmen wir häufig nur kleine Unannehmlichkeiten wie z.B. ein ruckeliges Gelenkreiben oder ein vorübergehend auftretendes Gelenkknacken wahr. Manchmal treten auch zeitlich begrenzt leichteste Schmerzen auf, die aber völlig verschwinden können.

2. Degenerative Arthrose Darunter versteht man einen fortschreitenden Prozess des materiellen Abbaus von Gelenkknorpel mit einem ebenfalls fortschreitenden Krankheitsverlauf. Dieser beinhaltet längere schmerzhafte Episoden mit deutlicher Bewegungseinschränkung und auch bleibenden funktionellen Defiziten in Alltag und Sport.

Begünstigend für das Entstehen von degenerativen arthrotischen Veränderungen sind unter anderem einseitige Körperhaltungen in Beruf und Freizeitgestaltung, immer wiederkehrende Spitzenbelastungen einzelner Gelenke, einseitige sportliche Aktivitäten (v.a. Leistungssport) oder zu hohe Belastungen in einem unzureichend trainierten oder verletzten körperlichen Zustand.

Therapie

1. Bewegung: Der erste Schritt sollte eine auf die Bedürfnisse des Patienten zugeschnittene Bewegungstherapie sein. Damit kann versucht werden, das bestmögliche Verhältnis zwischen Be- und Entlastung im Gelenk und in den umliegenden Strukturen wiederherzustellen. Bekommt das Gelenk wieder ausreichend Bewegungsreize, sind auch die Muskeln zu seiner Entlastung wieder aktiver. Zeigen diese Maßnahmen keine ausreichende Wirkung, sind weitere Therapieschritte in Form von Physiotherapie (auch Manuelle Therapie), Elektrostimulation oder auch kontinuierliche passive Mobilisation in einer Motorschiene (Bewegungsschiene) erforderlich.

2. Medikamentöse Versorgung: Um die durch die Arthrose ausgelösten Gelenk- und Bewegungsschmerzen zu verbessern, kann eine vorübergehende Schmerzmedikation eingeleitet werden. Diese sollte jedoch im weiteren Verlauf immer durch gezielte Bewegungsreize oder Physiotherapie ergänzt werden – denn die Schmerzmittel lösen das Problem nicht, sie bekämpfen nur das Symptom. Reichen diese Schritte in der Therapie wiederum nicht aus, kommen weitere Möglichkeiten in Betracht.

3. Einbringen einer Ersatzflüssigkeit (Hyaluronsäure als Schmiermittel): Bei hartnäckigen arthrotischen Beschwerden kann eine Injektionstherapie vom Orthopäden eingeleitet werden. Dabei wird meist Hyaluronsäure in den Gelenkspalt eingebracht, der für eine bessere »Schmierung« des Gelenkknorpels sorgt und dort die bei Bewegung entstehende mechanische Reibung reduziert. So kann das Gelenk reibungsfreier und damit evtl. auch schmerzfreier bewegt werden. Aber auch danach sollte wiederum ein kontrolliertes Bewegungsprogramm aufgebaut werden, um die Gelenksituation anhaltend zu optimieren.

4. Operative Maßnahmen: Helfen diese konservativen Eingriffe nicht, müssen intensivere Behandlungsmöglichkeiten ausgeschöpft werden. Bestehen Schmerzen oder Bewegungseinschränkungen über einen langen Zeitraum (6–9 Monate und mehr) und leidet die Lebensqualität enorm unter diesen Beschwerden, können auch operative Lösungen in Betracht gezogen werden, wie Knorpeltransplantationen oder Knochen-Knorpel-Stanzungen. Mit diesen Eingriffen kann die weitere Degeneration des Gelenkknorpels noch einige Zeit aufgehalten werden.

Die endgültige Lösung wird dann häufig im Gelenkersatz gesucht. Der komplette Austausch des Schultergelenkes (TEP: Totalendoprothese – in Deutschland werden jährlich ca. 3000 Schulter-TEPs durchgeführt) ist eine endgültige operative Maßnahme, die nicht mehr reversibel ist. Deshalb sollte diese Art der Behandlung wohlüberlegt sein. Zur endgültigen Entscheidungshilfe empfiehlt es sich, eine Zweit-, gegebenenfalls auch eine Drittmeinung von unabhängigen Experten einzuholen. Vor einem endgültigen operativen Vorgehen sollten prinzipiell alle möglichen konservativen Therapieansätze ausgeschöpft werden.

Impingement-Syndrom

Unter einem klassischen Impingement der Schulter versteht man eine Einklemmung von Sehne oder Schleimbeutel. Rund 10–12 % der Bevölkerung sind betroffen. Die Sehne des Supraspinatusmuskels durchquert in ihrem Verlauf eine Engstelle: eine knöcherne Mulde zwischen dem Schulterdach (das Acromion) und einem flächigen Anteil des Schulterblattes. Dort ist auch ein Schleimbeutel gelagert als zusätzliche Schutzeinrichtung der Sehne. Dieser schützt die Sehne vor starkem Druck und Reibung bei allen Bewegungen des Armes. Steht nun der Oberarmkopf im Gelenk zu weit nach oben oder ist die Sehne oder der Schleimbeutel entzündet und deshalb angeschwollen, kommt es bei einem Impingement der Schulter zu einer mechanischen Einklemmungsproblematik. Dies geschieht meist bei bestimmten Bewegungen des Armes. Vor allem ist dabei das seitliche Anheben des Armes (Abduktion) und manchmal auch das frontale Anheben (Flexion) schmerzhaft. Dabei werden die Supraspinatussehne oder der Schleimbeutel vom Oberarmkopf so stark gegen das Acromion (Schulterdach) gedrückt und eingeklemmt, dass mitunter sehr starke Schmerzen entstehen können.

Entstehung

Zu Beginn steht die Verengung des »subacromialen Raumes« (zwischen dem Oberarmkopf und dem Acromion). Dies kann durch knöcherne Veränderungen (knöcherner Anbau am Schulterdach, Hochstand des Oberarmkopfes etc.) oder durch Veränderungen der Sehnen (kleine Verletzungen, Entzündung, Verdickung) entstehen. Bevor sich die Sehne oder der Schleimbeutel verändern, sodass sie mit dem Anschwellen das Einklemmen verursachen, passieren meist eine oder mehrere Verletzungen des Gewebes. Diese häufig kleinsten Verletzungen (sogenannte Mikrotraumata) entstehen durch dauerhafte Überlastung, die sowohl in Alltag als auch im Sport vorkommen kann. Die meisten Betroffenen können dem ersten akuten Schmerz auch eine bestimmte Aktivität zuordnen.

Die Beschwerden der Schultergelenke können einmal durch Haltungsfehler (z.B. eingesunkene Sitzhaltung am Schreibtisch) ausgelöst werden. Dabei wandert der Oberarmkopf im Gelenk etwas weiter nach oben und drückt so permanent auf die Sehnen und den Schleimbeutel. In dieser Haltung und Position treten also an den Sehnen ungewohnt und vor allem unnötig hohe Belastungen auf, die das Gewebe auf Dauer schädigen und verändern können. Auch durch ungewohnte Belastungen wie z.B. Malerarbeiten über Kopf oder Heckenschneiden werden diese Strukturen gerne überlastet; in der Folge erleiden sie kleinere oder auch einmal größere Verletzungen. An diesen Stellen kann es dann zu Verklebungen im Gewebe kommen, die zu Unbeweglichkeiten und einem enormen Elastizitätsverlust von Sehnen und Gelenkkapsel führen. Diese Veränderungen ebnen weiteren Verletzungen den Weg. In diesem Kreislauf entstehen zudem auch häufig chronische Entzündungszustände, die die Sehne und/oder den Schleimbeutel ungünstig anschwellen lassen. Diese chronische Verdickung des Körpergewebes führt letztlich zu der gefürchteten mechanischen Kompression und der schmerzhaften Einklemmung im Schultergelenk bei manchen Bewegungen.

Symptome

Charakteristisch für eine Einklemmung der Supraspinatussehne oder des Schleimbeutels (der Bursa subacromialis) ist der akut auftretende Bewegungsschmerz, meist wenn der Arm seitlich nach oben geführt wird. Diese Bewegung wird als Abduktion im Schultergelenk bezeichnet. Auch ist häufig noch eine schmerzhafte Innenrotation oder Schmerzen beim Anheben des Armes nach vorne im betroffenen Schultergelenk zu finden. Die typische Erscheinung des Bewegungsschmerzes nach außen ist der sogenannte »schmerzhafte Bogen« (painful arc). Dabei treten die Schmerzen ab etwa 60° Abduktion (Arm bewegt sich seitlich nach oben) auf, bevor sie nach ca. 120° in dieser Bewegung weniger werden, bis sie komplett verschwunden sind. Ein Ruheschmerz etabliert sich bei einer Entzündung des Gewebes. Der Schmerz wird meist als tief liegend empfunden und steigert sich gerne in der Nacht. Besonders unangenehm (manchmal auch unmöglich vor Schmerz) ist das Liegen auf der betroffenen Seite. Bedingt durch die Schonung kommt es gerne auch zu Verklebungen der Sehnen und der Gelenkkapsel, Abbau der Muskelkraft und dadurch auch zu einem Stabilitätsverlust.

Therapie

1. Bewegung und Kräftigung: Bewegung ist auch hier das primäre Mittel der Wahl und der langfristig richtige Weg zur stabilen Besserung. Die Verbesserung der schmerzhaften und nur noch eingeschränkt möglichen Bewegungsrichtungen steht an oberster Stelle.

Pendelübungen mit hängendem Arm bringen mehr Platz und Entlastung für die eingeklemmte Struktur. Moderate Bewegungserweiterung im schmerzfreien Bereich ermöglichen dann auch wieder funktionelle Aktivitäten.

Eine Kühlung der schmerzhaften Stellen an der Schulter hat schmerzlindernde und den Stoffwechsel aktivierende Wirkung und ist somit förderlich für eine rasche Regenera-

Einklemmungsproblem

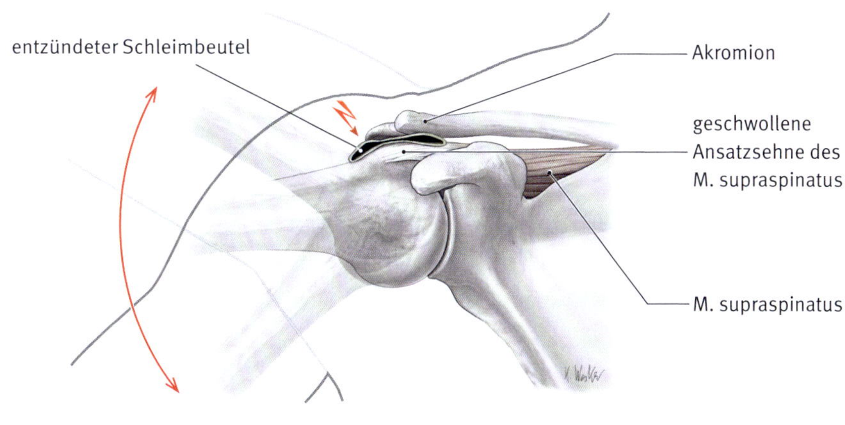

Schünke M, Schulte E, Schumacher U. PROMETHEUS LernAtlas, Grafiken: Voll M, Wesker K; Thieme; 2018

tion. Dazu nehmen Sie einen Coolpack aus dem Kühlschrank (nicht aus der Gefriertruhe) und bringen diesen für maximal eine Minute an die schmerzhafte Stelle. Dies können Sie auch mehrfach täglich anwenden.

Auch ein moderates Kräftigungsprogramm trägt zur aktiven Regeneration bei und verhilft den Strukturen im weiteren Verlauf zu einer höheren Belastbarkeit. Das senkt auf Dauer die Anfälligkeit für erneute Störungen oder Verletzungen. Ein Kräftigungstraining kann an spezielle Geräten oder auch einfach zu Hause mit Hanteln, Theraband, Blackroll oder anderen Hilfsmitteln durchgeführt werden. Auch dazu finden Sie entsprechende Übungen in diesem Buch.

2. Medikamentöse Versorgung: Sind die entzündlichen Prozesse sehr aktiv und der Ruhe- oder Dauerschmerz sehr hoch, sollte eine medikamentöse Schmerzlinderung von ärztlicher Seite eingeleitet werden. Dabei können die Schmerzmittel (auch entzündungshemmende Substanzen) in Tablettenform oder auch als Injektion verabreicht werden. Das Vorgehen sollten Sie in jedem Fall mit Ihrem Arzt absprechen. Nach der WHO (Weltgesundheitsorganisation) wird die medikamentöse Therapie im Wesentlichen in drei Stufen eingeteilt:

- Stufe 1 (NSAR: nicht steroidale Antirheumatika): Dazu zählen die »einfacheren« Schmerzmittel wie Aspirin, Voltaren, Diclofenac oder Paracetamol etc.
- Stufe 2 (Kortikosteroide): Präparate auf Kortisonbasis werden auch gerne als Injektion verabreicht.
- Stufe 3 (schwache oder starke Opioide): Opioide sind zentral gängige Schmerzmittel, die auch im Nervensystem wirken.

Rotatorenmanschettenverletzung

Bei einer sogenannten Rotatorenmanschettenverletzung sind die Sehnen der Schultermuskeln betroffen. Rund 25 % der 50-Jährigen und 50 % der 70-Jährigen leiden darunter. Es können verschiedene Ausprägungen (je nach Größe der Verletzung) unterschieden werden. So unterscheiden wir eine Komplettruptur (dabei ist die gesamte Sehne eines Muskels durchtrennt) von einer Teilruptur (die Sehne ist nicht komplett durchtrennt – es bestehen noch faserige Verbindungen) und von einer deutlich geringer ausgeprägten Faserverletzung. Oft führen kleinere Verletzungen (Mikrotraumata) und schwächende Veränderungen, wie z.B. einseitiger Gebrauch und permanente Fehl- oder Überbelastung, im Laufe der Zeit zu einer gesteigerten Anfälligkeit der Sehnen. Dann genügt häufig eine unscheinbare Bewegung (wie z.B. Decken oder Kissen ausschütteln), um sich eine dieser Verletzungen zuzuziehen.

Entstehung

Bei einem gesunden Sehnen-Kapsel-Apparat sind hohe einwirkende Kräfte für eine direkte Verletzung erforderlich. Häufig entstehen Rotatorenmanschettenverletzungen infolge eines Sturzes (oft auf den gestreckten Arm) oder durch extreme Überlastungen im Sport, z. B. im Wettkampf. Nicht selten treten Verletzungen der Rotatorenmanschette auch als Begleitverletzungen bei Knochenbrüchen am Oberarm oder bei einer Schulterluxation auf.

Ist der Sehnenapparat vorgeschädigt, z. B. durch immer wiederkehrende kleinere Verletzungen oder degenerative (abbauende) Prozesse, kann die Sehne bei stärkerer Belastung auch weiter ein- oder komplett abreißen. Bei einer vorgeschädigten Sehne genügen auch einfache, oft schnell und ruckartig durchgeführte Bewegungen wie z.B. das Ausschütteln der Bettdecke, um eine größere Verletzung im Bindegewebe der Rotatorenmanschette (Sehnen, Kapsel, Faszien) zu verursachen.

Symptome

Im akuten Zustand treten vor allem Schmerzen an der Außenseite des Oberarmes (Deltamuskel) auf. Der Muskelbereich des Musculus supraspinatus (oberhalb der Spina scapulae – Schulterblattgräte) kann auch eine Muskeldelle aufweisen und ist druckempfindlich. Zudem tritt in den ersten 3–5 Tagen auch eine akute Entzündung auf. Diese verursacht einen Temperaturanstieg im verletzten Gebiet und führt zu einer schmerzhaften Bewegungsstörung des Schultergelenkes. Da meistens der Musculus supraspinatus betroffen ist, sind auch das Anheben und die Außenrotation der Schulter, also das Drehen des Armes nach außen, nur noch eingeschränkt und meist mit Schmerzen möglich. Ein weiteres Symptom einer Rotatorenmanschettenverletzung kann ein Stabilitätsverlust sein, der ein unsicheres Bewegen des Armes zur Folge hat – und oft auch die Angst vor einem Ausrenken (Luxation)

Therapie

Je nach dem Grad der Schädigung (Teilriss oder Komplettriss, zusätzliche Verletzungen wie Luxation oder Knochenbruch) sind operative oder auch nichtoperative (konservative) Behandlungen hilfreich.

1. Konservative Therapie: Ist eine konservative Therapie ausreichend, zielt diese zunächst auf die Schmerzreduktion sowie Schwellungsabbau und Beweglichkeitserweiterung ab. Dazu kommen vor allem physiotherapeutische Behandlungsmaßnahmen und Techniken zum Einsatz. Um ein hohes Schmerzniveau zu reduzieren, können auch ärztliche Maßnahmen (Schmerzmittel, Kortisoninjektion etc.) angewandt werden.

2. Physiotherapeutische Maßnahmen:

- Schmerzreduktion durch mechanorezeptive Überlagerung (Reibung, Berührung, Druck, Bewegung etc.), thermische Überlagerung (Kälte)
- Elektrostimulation
- Mobilisation von Gelenk, Kapsel-Band-Apparat, Faszien, Nerven
- Kräftigung
- Stabilisation/koordinative Optimierung

3. Operative Maßnahmen: Sind die Schädigungen sehr weitläufig oder die Begleitverletzungen umfangreich und großflächig, können auch operative Eingriffe in Erwägung gezogen werden. Häufig werden sogenannte Kapsel-Band-Naht-Verfahren oder Raffungen eingesetzt, um den geschädigten Sehnenbereich wieder zu verbinden und die Kontinuität der Rotatorenmanschette wiederherzustellen.

Sehnenruptur

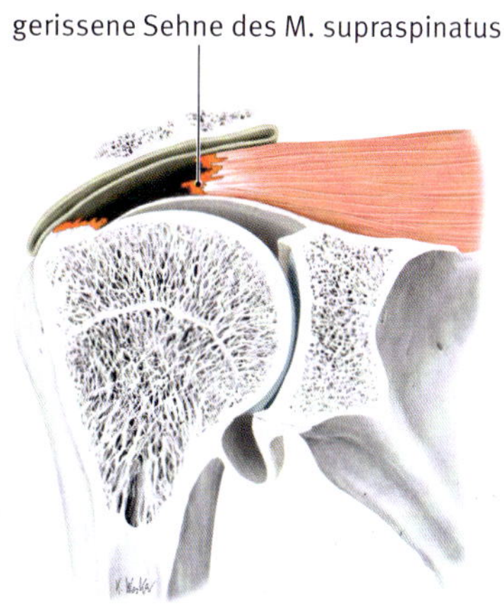

Frozen Shoulder (adhäsive Kapsulitis)

Hierbei handelt es sich um eine immer wiederkehrende entzündliche Erkrankung der Schulter, die meist einseitig auftritt und mit einem zunehmenden Elastizitätsverlust einhergeht. Unter dieser Problematik leiden circa 5 % der Menschen zwischen dem 40. und 70. Lebensjahr und 20 % aller Diabetiker. Durch degenerative Prozesse begünstigt treten immer wieder kleine Verletzungen an der Schulter (vorwiegend an Sehnen und der Gelenkkapsel) auf. Diese führen im Laufe der Zeit zu einer chronischen Entzündung der bindegewebigen Strukturen mit den typischen Symptomen wie Weichteilschwellung und lokale Überwärmung.

Entstehung

Ursächlich kommen traumatische Ereignisse (Verletzungen) ebenso wie degenerative Veränderungen von Knochen, Sehnen oder Bindegewebe infrage. Einseitige Belastungen sorgen häufig für immer wiederkehrende kleine Verletzungen (sogenannte Mikrotraumata, vor allem am Kapsel-Band-Apparat der Schulter) und führen letztlich zu entzündlichen Störungen. Diese können schnell einen chronischen Charakter annehmen und lösen eine zunehmende Steifigkeit, einen Elastizitätsverlust sowie Bewegungs- und Druckschmerzen aus. Oft bestehen zusätzliche Erkrankungen, die vor allem auch Auswirkungen auf den Stoffwechsel haben, wie Rheuma oder ein Diabetes.

Symptome

Die klassische Frozen Shoulder verläuft in drei Phasen.

In der ersten Phase ist das Schultergelenk zunehmend druckempfindlich und es etabliert sich vor allem ein Nachtschmerz. Dieser tritt vor allem bei Drehbewegungen auf, wenn der Druck auf die betroffene Schulter zunimmt. Typischerweise wachen die Betroffenen in dieser Phase häufig durch den Schmerz auf, wenn sie sich des Nachts im Bett drehen. Im weiteren Verlauf reduziert sich die Beweglichkeit des Schultergelenkes. Hierbei fallen vor allem das Drehen nach außen (Außenrotation) und das seitliche Abspreizen (Abduktion) des Armes schmerzhaft auf, da bei diesen Bewegungen vor allem hohe Kräfte auf die veränderten bindegewebigen Strukturen (Kapsel-Band-Apparat) einwirken. Nicht selten weiten sich die Schmerzwahrnehmungen auch auf den benachbarten Nacken oder bis in die Brustwirbelsäule aus.

In der zweiten Phase dieser Erkrankung nimmt der Schmerz tendenziell langsam wieder ab, jedoch bleibt die deutliche Bewegungseinschränkung in Form von Steifigkeit und einem noch weiter zunehmenden unelastischen Bewegungsempfinden. Das Schultergelenk fühlt sich steif, unelastisch und unbeweglich an und wird in der Folge auch weniger benutzt und bewegt. Durch Fehl- und Schonhaltung nimmt auch die Muskelmasse mit der Zeit deutlich ab. Dies ist im Seitenvergleich meist gut erkennbar.

In der dritten Phase gehen auch die Steifigkeit und die Bewegungseinschränkung langsam zurück. Häufig bleiben jedoch Resteinschränkungen im kapsulären Bereich, die ohne angemessene Behandlung auch weitere Störungen oder erneute Verletzungen nach sich ziehen können.

Therapie

In der Regel ist bei einer Frozen Shoulder eine physiotherapeutische Behandlung angezeigt. Durch den Phasenverlauf der Erkrankung ist eine an die Symptomatik angepasste Behandlungsstrategie gefragt. Das bedeutet, in der ersten Phase dominieren schmerzreduzierende Maßnahmen und ein angepasstes Mobilisationsprogramm sowie umfassende Aufklärung über optimale Belastungen in Alltag, Sport und Beruf. Sind in der zweiten Phase dann Steifigkeit und Elastizitätsverlust die dominanten Symptome, liegt das Hauptaugenmerk der Therapie vermehrt auf der Mobilisation und einer zunehmenden Stabilisierung im funktionellen Kontext. Dabei muss vor allem die Bewegungsachse stabilisiert und kontrolliert werden, um erneute Fehlbelastungen zu verhindern. In der dritten Phase kommen dann Kräftigung und koordinative Übungen ergänzend zum Einsatz. Übungen sind auch hier ein wesentlicher Bestandteil der Regeneration und unterstützen die Heilung.

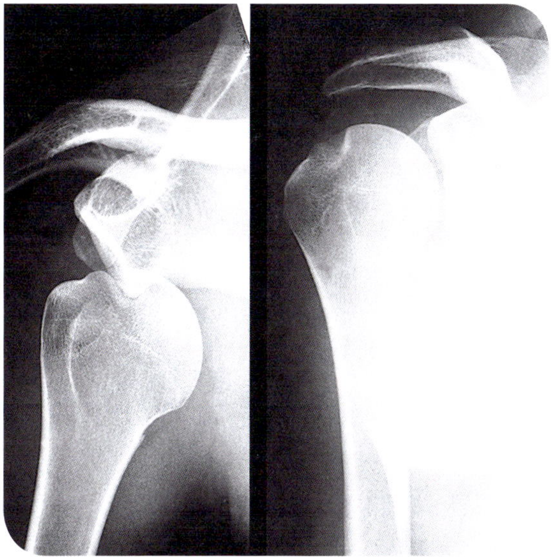

Ausgekugelt. Aus: Henne-Bruns D. Duale Reihe Chirurgie. 4. Aufl. Stuttgart: Thieme; 2012

Schulterluxation

Unter einer Luxation versteht man ein sogenanntes »Auskugeln« eines Gelenkes. Dabei springt ein Gelenkpartner aus der Gelenkpfanne. Der Gelenkkopf steht dann an einer eigentlich nicht dafür vorgesehenen Position. Begleitet wird eine Luxation der Schulter von Schmerzen, einer deutlichen Bewegungseinschränkung und evtl. von Begleitverletzungen, wie z.B. einem Labrumabriss an der Gelenkpfanne des Schultergelenkes. 50% aller Luxationen am menschlichen Körper sind Schulterluxationen. Circa 2% der Bevölkerung erleiden diese Verletzung.

Entstehung

Am häufigsten tritt eine Luxation nach vorne unten (sog. vordere Luxation) auf. Dabei steht der Oberarmkopf in der Achselhöhle und die eigentliche Gelenkpfanne steht dabei leer. Zu dieser Verletzung kommt es bevorzugt, wenn ruckartige und unkontrollierte Bewegungen des Armes nach außen oben (Abduktion) oder in die Drehung (Außenrotation) durchgeführt werden und zusätzlich noch äußere Gegenkräfte (z.B. durch den Gegenspieler bei Handball oder Basketball) auftreten. Auch ein Sturz auf den nach hinten gestreckten Arm kann zu einer Luxation des Schultergelenkes führen.

Je nach Art und Stärke der äußeren Kraft, die zur Luxation führt, kann es auch zu speziellen Begleitverletzungen in der Schulterregion kommen. Einmal kann die Gelenklippe an der Gelenkpfanne einreißen: Ein sogenannter Labrumdefekt ist die direkte Folge. Weiterhin kann es zu knöchernen Verletzungen am Oberarm oder an der Gelenkpfanne (am Schulterblatt) kommen: Eine Impressionsfraktur am Oberarmkopf, eine Oberarmfraktur oder auch eine Fraktur am

Schulterblatt treten dabei häufiger als Komplikationen auf. Aber auch Schädigungen von Nerven oder Stabilisationsbändern können bei Schulterluxationen vorkommen und dabei helfen, die Ausgangssituation zu verkomplizieren.

Symptome

Nach einer Luxation (Gelenkverrenkung/ausgekugeltes Gelenk) kann der Arm meist nicht mehr aktiv kontrolliert oder bewegt werden. Er wird steif am Körper in einer sogenannten Schon- oder Schutzhaltung fixiert. Zudem treten starke Schmerzen bereits in Ruhe auf, die sich bei versuchter Bewegung noch verstärken. Je nach Begleitverletzung ist auch eine mehr oder weniger ausgeprägte Entzündung der verletzten Strukturen mit von der Partie. Weichteilschwellungen und Bewegungsstörungen treten ebenfalls häufig auf. Treten direkt nach der Verletzung oder im weiteren Verlauf Kribbeln, Taubheit oder andere Missempfindungen (z.B. Ameisenlaufen etc.) auf – sogenannte neurologische Symptome –, dann ist dies ein Hinweis auf eine Nervenirritation.

Therapie

Ein möglichst schnelles Wiedereinkugeln durch einen Arzt (nach vorheriger Untersuchung und Röntgenkontrolle) ist das primäre Therapieziel. Je nach Begleitverletzungen kann auch eine operative Vorgehensweise erforderlich sein. In der Nachsorge sollte dann eine umfassende und gründliche, die Wundheilung begleitende und unterstützende Therapie eingeleitet werden. Dabei sind vor allem Physiotherapie und nachfolgend auch eine stabilisierende Trainingstherapie effektiv und zielführend. Zudem werden auch in diesen Trainingsphasen vielseitige Übungen zu Kräftigung, Stabilisation und Koordinationssteigerung, wie sie auch hier im Buch enthalten sind, eingesetzt.

Frakturen

Frakturen (Knochenbrüche) können an jedem Knochen des Körpers vorkommen. In der Schulterregion sind vor allem der Oberarm, das Schlüsselbein und das Schulterblatt betroffen. Generell sind an den Knochen der Schulterregion (Oberarm, Schulterblatt und Schlüsselbein) besonders häufig vier Frakturen (Brüche, Bruchformen) anzutreffen, die nachfolgend aufgeführt sind. Oberarmfrakturen, also Knochenbrüche in der unmittelbaren Nähe des Schultergelenkes, machen in der Gesamtheit circa 5 % aller Frakturen bei Erwachsenen aus.

1: Subcapitale Humerusfraktur (proximale Humerusschaftfraktur) Dabei handelt es sich um einen Knochenbruch knapp unterhalb des Oberarmkopfes.

2: Tuberculum-majus-Absprengung Am Oberarmkopf befinden sich zwei knöcherne »Hügel«, sogenannte Tuberculi: ein großes (Tuberculum majus) an der Außenseite und ein kleines (Tuberculum minus) an der Innenseite des Oberarmkopfes. Das große, außenliegende Tuberculum majus kann brechen.

3: Tuberculum-minus-Absprengung Auch das Tuberculum minus kann durch äußere Krafteinwirkung ausbrechen.

4. Claviculafraktur (Schlüsselbeinfraktur) Durch Stürze kann das Schlüsselbein brechen.

Entstehung

Meist entstehen Knochenbrüche durch äußere Krafteinwirkung, wie z.B. einen Sturz

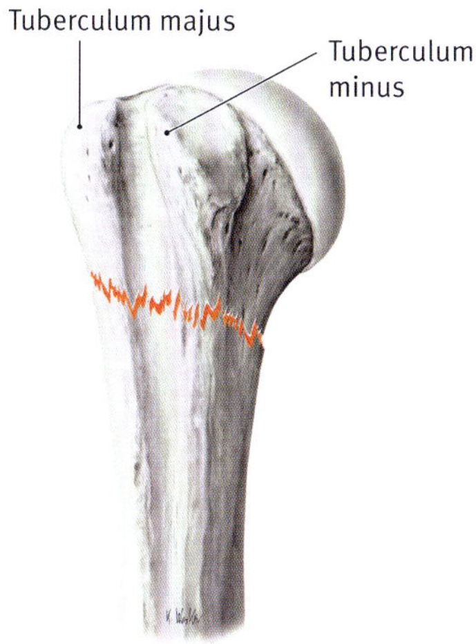

Frakturlinie am Oberarmhals

Schünke M, Schulte E, Schumacher U. PROMETHEUS LernAtlas, Grafiken: Voll M, Wesker K; Thieme; 2018

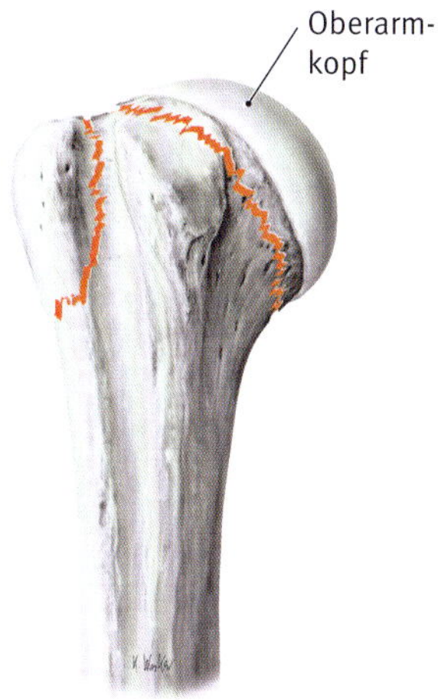

Frakturlinien am Oberarmkopf

auf den gestreckten Arm oder mit dem Oberarm auf eine harte Kante. Dabei wirken die Kräfte ungünstig auf den Knochen ein; wenn die äußere Kraft die individuelle Belastbarkeit des Knochens übersteigt, bricht er.

Symptome

Es gibt sogenannte sichere und unsichere Frakturzeichen. Zu den sicheren gehört unter anderem eine abnorme Fehlstellung eines Knochens, das heißt eine unnatürliche Position des Knochens durch den Bruch. Ein weiteres Indiz für einen Knochenbruch sind deutliche Reibegeräusche zwischen den Knochenenden (im Bruchspalt). Eine abnorme Mobilität an einer dafür nicht vorgesehenen Stelle (am Bruchspalt) sowie offene Frakturen gehören ebenfalls noch in die Abteilung »sichere« Frakturzeichen.

Bei den unsicheren Frakturzeichen sind Schmerzen, Schonhaltung, Schwellung und Hämatome (Blutergüsse) zu finden. Diese Symptome können auch noch für andere Erkrankungen oder Funktionsstörungen charakteristisch sein. Daher muss in einem solchen Fall eine röntgentechnische Diagnostik stattfinden.

Therapie

Bei einfachen und kleinen Knochenbrüchen (glatten Brüchen) muss der betroffene Körperbereich zunächst ruhiggestellt werden. Ist die Fraktur konservativ (also ohne operativen Eingriff) zu behandeln, folgt die Nachbehandlung im Anschluss an die für die Wundheilung erforderliche Ruhigstellung und Schonung. In der Regel nimmt die Ruhigstellung einen Zeitraum von 2–4 Wochen in Anspruch. Danach kann bereits mit einfachen Bewegungsübungen mit der Mobilisation und einer angepassten Kräftigung begonnen werden.

Je nach Lokalisation und Größe des Knochenbruches kommen eventuell auch operative Behandlungsformen zum Zug, die dafür sorgen, dass der Knochen bestmöglich positioniert wird, um eine optimale Heilung zu gewährleisten. Danach kommt meist eine intensive Nachbehandlung in Form von Physiotherapie, Trainingstherapie, Elektrotherapie oder einer angemessenen Thermotherapie. Nach operativer Versorgung folgt teilweise eine kurze Ruhigstellung und Schonung mit begleitender Übungsbehandlung wie bereits dargestellt. Nur durch eine frühfunktionelle Übungsbehandlung lassen sich Spätfolgen einer Ruhigstellung, wie z.B. Bewegungseinschränkungen oder -steifigkeiten an den betroffenen Gelenken, vermeiden.

Kalkschulter

Eine sogenannte »Kalkschulter« (Tendinosis calcarea) entsteht meist an den Sehnen der Rotatorenmanschette, seltener an den Haltebändern des Schultergelenkes. Die Rotatorenmanschette hat in der Übergangsregion zwischen Muskelgewebe und Sehnengewebe eine schlecht versorgte, schlecht durchblutete Zone. Genau diese Zone ist das große Problemkind bei einer Kalkschulter. Durch Zellmutation (Umwandlung) entsteht zunächst sogenannter Faserknorpel im Sehnengewebe. Dieser ist spröder und weniger belastbar als das Ursprungsmaterial und neigt an dieser Stelle dazu, Kalk einzulagern. Ein Kalkdepot an dieser Stelle bewirkt immer kleinere Verdickungen. Dadurch reduziert sich die Gleitfähigkeit des Sehnengewebes bei Armbewegungen. So können Reizungen, kleinere Verletzungen (Mikrotraumata) und entzündliche Prozesse entstehen, die zu Funktionsstörungen (Bewegungseinschränkungen) und Schmerz führen können.

Entstehung

Für die Kalkschulter muss es nicht zwingend einen traumatischen Auslöser geben. Durch die schlechte Durchblutungssituation entsteht in der Übergangszone ein sehr hoher Druck (nekrotische Zone) mit nachfolgender Zellveränderung. Häufig können im Verlauf vier Phasen in der Entstehung einer klassischen »Kalkschulter« erkannt werden.

1. Phase: Aufgrund der schlechten Stoffwechselsituation der Rotatorenmanschette im Übergang zu den Sehnen wandelt sich das Sehnengewebe in weniger belastbaren Faserknorpel um. In dieser Phase treten vornehmlich Steifigkeiten und leichte Bewegungsauffälligkeiten auf.

2. Phase: Das umgewandelte Knorpelgewebe stirbt mit der Zeit ab und durch einen unvollständigen Wundheilungsprozess entstehen an diesen Stellen Kalkeinlagerungen. Wird dadurch der Gelenkspalt eingeengt (wenn es zu sogenannten Aufwerfungen des Kalkdepots kommt), kann in dieser Phase bereits eine zusätzliche Komplikation, ein Impingement der Schulter, entstehen. Spätestens jetzt wird die Entwicklung schmerzhaft.

3. Phase: In vielfältigen Prozessen wird nun das Kalkdepot vom Körper aufgelöst und resorbiert. Dies geht mit vielen kleinen oder auch größeren Entzündungsherden einher, die auch schmerzhaft sind.

4. Phase: Sind die Kalkdepots aufgelöst und resorbiert, beginnt der Körper sofort mit der Reparatur des veränderten Sehnengewebes. In dieser Phase nehmen die Schmerzen und die Entzündungszeichen zunehmend ab und auch die Beweglichkeit (Bewegungsreichweite und Bewegungskontrolle) werden wieder besser.

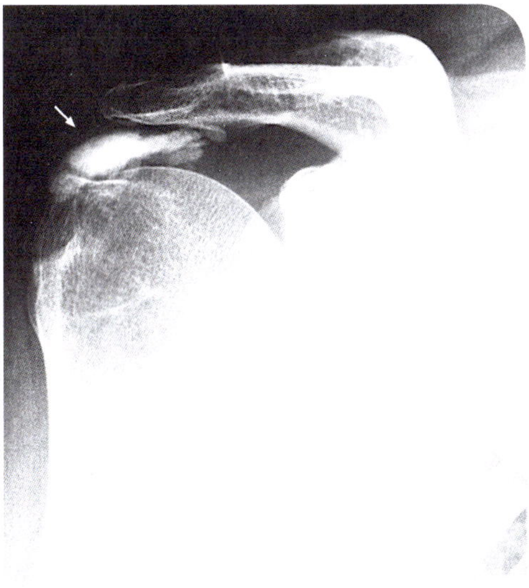

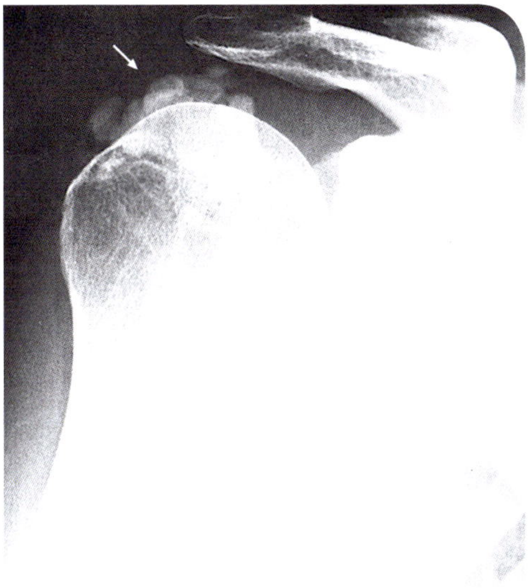

Kalkdepot dicht an der Supraspinatussehne (links), Kalkschulter (rechts). Aus: Niethard FU, Pfeil J, Biberthaler P. Duale Reihe Orthopädie und Unfallchirurgie. 9. Aufl. Stuttgart: Thieme; 2022

Symptome

Eine klassische Kalkschulter, die auch in den genannten vier Phasen verläuft, zeichnet sich durch wechselhafte (von den Phasen abhängige) Symptome aus. Meist beginnt die Misere mit einem zunehmenden Steifigkeitsgefühl und einem ansteigenden Elastizitätsverlust bei Schulterbewegungen. Vor allem bei einseitig monotonen Bewegungen oder Haltungen (wie z.B. Über-Kopf-Arbeiten, Putzen etc.) treten zunehmend unangenehme Empfindungen auf. Die Schmerzen steigern sich dann über einen Belastungsschmerz (z.B. beim nächtlichen Liegen auf dem Arm) bis hin zu einem Schmerz, der bei Bewegung (meist Abduktion und Flexion) auftritt. Auch plötzlich einschießende Schmerzen sind keine Seltenheit, begleitet von einer spontanen Unfähigkeit, den Arm zu bewegen (Schmerzhemmung).

Therapie

Eine individuell angepasste konservative Therapie sollte der erste Weg in der Behandlung einer Kalkschulter sein. Diese besteht in der Regel aus Mobilisationstechniken, Schmerzreduktion durch Thermo-, Mechano- und Elektrotherapie sowie einer angepassten Kräftigung und Verbesserung der Bewegungskoordination. Auch Bandagen, spezielle Wickelungen mit Binden, Tapeanlagen oder Flossing sind sehr erfolgversprechend und tragen zu einer Reduktion der Schmerzen und einer Verbesserung der Beweglichkeit bei. Medikamentöse Therapie (Tabletten oder auch Injektionen) können einen entzündlich bedingten Schmerzzustand erträglicher machen. Zeigen diese konservativen Behandlungen nicht den gewünschten Erfolg, kann auch eine operative Ausräumung des Kalkdepots in Erwägung gezogen werden.

Krankheitsbilder auf einen Blick

Diagnose	Symptome	Typische Veränderungen	Untersuchungen	Therapie
Omarthrose (Schultergelenks-arthrose)	Bewegungs-schmerz Spontane Entzündung Bewegungsein-schränkung Schonhaltung	Abgenutzter Knorpel Knöcherne Veränderungen Kapselschrumpfung Enger Gelenkspalt Mikrotraumata	Manuelle Untersuchung zur Beurteilung der Funktionsstörung Röntgen: zur Beurteilung des Ausmaßes der Degeneration	Training Physiotherapie Ernährung Schmerzmittel Injektionen Arthroskopie Knorpeltransplantat Gelenkersatz
Impingement	Entzündung Bewegungs-schmerz (schmerzhafter Bogen) Bewegungsein-schränkung Schonhaltung	Schwellung im subacromialen Raum (Schleimbeutel oder Supraspinatus-sehne) Einklemmung Mikrotraumata	Manuelle Untersuchung zur Beurteilung der Funktionsstörung Röntgen CT MRT	Physiotherapie
Rotatorenman-schettenverletzung	Entzündung Schwellung Schmerzen Kraftverlust Bewegungsein-schränkung Schulterhoch-stand	Risse (komplett oder teilweise) im Muskel/in der Sehne/in einzelnen Fasern Kapselschrumpfung Weitere Mikrotraumata	Röntgen Sonografie (Ultraschall) Manuelle Untersuchung zur Beurteilung der Funktionsstörung	Je nach Ausmaß: Physiotherapie Schmerzmittel Injektionen Evtl. operative Verfahren
Frozen Shoulder (Adhäsive Kapsulitis)	stechende Schmerzen Entzündung Bewegungsein-schränkung zunehmende Steifigkeit Schonhaltung	Kapselschrumpfung/Verklebung der Kapselfalten Enger Gelenkspalt Mikrotraumata	Manuelle Untersuchung zur Beurteilung der Funktionsstörung	Physiotherapie Schmerzmittel Injektionen

Diagnose	Symptome	Typische Veränderungen	Untersuchungen	Therapie
Schulterluxation	Schmerz Fehlposition des Oberarmes Bewegungseinschränkung Schonhaltung	Begleitverletzungen (Labrumruptur, Nervenverletzung) Kapselschrumpfung Enger Gelenkspalt	Röntgen CT MRT	OP Physiotherapie in der Rehabilitation
Frakturen	Schmerz Bewegungseinschränkung Schonhaltung	Kontinuitätsunterbrechung des Knochens Dislokation der Knochen Mikrotraumata	Röntgen CT MRT	OP Physiotherapie in der Rehabilitation
Kalkschulter	Schmerz Steifigkeit Schonhaltung Bewegungseinschränkung	Mikrotraumata Kalkeinlagerung in der Sehne (meist Supraspinatus) Knöcherne Veränderungen	Manuelle Untersuchung zur Beurteilung der Funktionsstörung Röntgen	Physiotherapie Ultraschall/Elektrotherapie Eventuell operative Verfahren (Abtragung des Kalkdepots)

Sportverletzungen der Schulter

Sportler sind leider häufig von Schulterverletzungen betroffen. Dabei treten sportartspezifisch spezielle Beschwerden auf.

Gerade bei Sportarten wie z.B. Rückschlagsport (Tennis/Badminton), Schwimmen oder Handball, Volley- oder Basketball – die die Schultergelenke stark belasten – treten gerne Schulterverletzungen oder Überlastungen an der Rotatorenmanschette auf.

Bei den Ballsportarten mit Gegnerkontakt, wie es z.B. im Handball oder Basketball der Fall ist, kommen häufig direkte Verletzungen der Muskel-Sehnen-Regionen vor. Nicht selten kommt es aber auch an der Gelenkkapsel oder am Gelenk selbst (Knorpelzone) zu Schädigungen oder Funktionsstörungen.

Zu den klassischen Überlastungsproblemen der Schultergelenke gehören gerade im Handball und Basketball Reizungen oder Traumatisierungen der Rotatorenmanschette. Des Weiteren können zu intensiv durchgeführte Trainingseinheiten auch die Bereiche der Bizeps- oder Trizepssehne betreffen und an diesen Stellen (Schultervorderseite und -hinterseite) für Symptome (Schmerz und Bewegungssteifigkeiten) bei der sportartspezifischen Belastung sorgen. Eine chronische Reizung der Supraspinatussehne oder der Bursa subacromialis (Schleimbeutel) kann ursächlich am Entstehen eines Impingements (Einklemmungsproblematik) beteiligt sein und dieses auch langfristig unterhalten. Vor allem diese Veränderungen treten gerne im Handballsport auf und haben Konsequenzen für die Spiel- und Leistungsfähigkeit der Sportler.

Gerade diese typischen Verletzungen und Überlastungsstörungen im Handball zeigen auch eine auffällige Beteiligung faszialer Gewebe und Strukturen, was dazu beiträgt, dass sich die Störung nicht nur lokal auswirkt. Häufig weiten sich solche Verletzungen auch noch auf das Fasziensystem mit seinen vielfältigen Verbindungen und Vernetzungen aus, was die Symptome dann auch auf die benachbarten Regionen ausweiten kann. Durch diese Vernetzung kann es in der Folge einer Schulterverletzung auch zu Symptomen im Nacken oder in der Brustwirbelsäule kommen.

Aber auch andere Sportarten wie z.B. das Schwimmen sind potenziell gefährdend für die Gewebe und Strukturen des Schulterkomplexes. Je nach Belastung in Training oder Wettkampf treten hier die verschiedensten

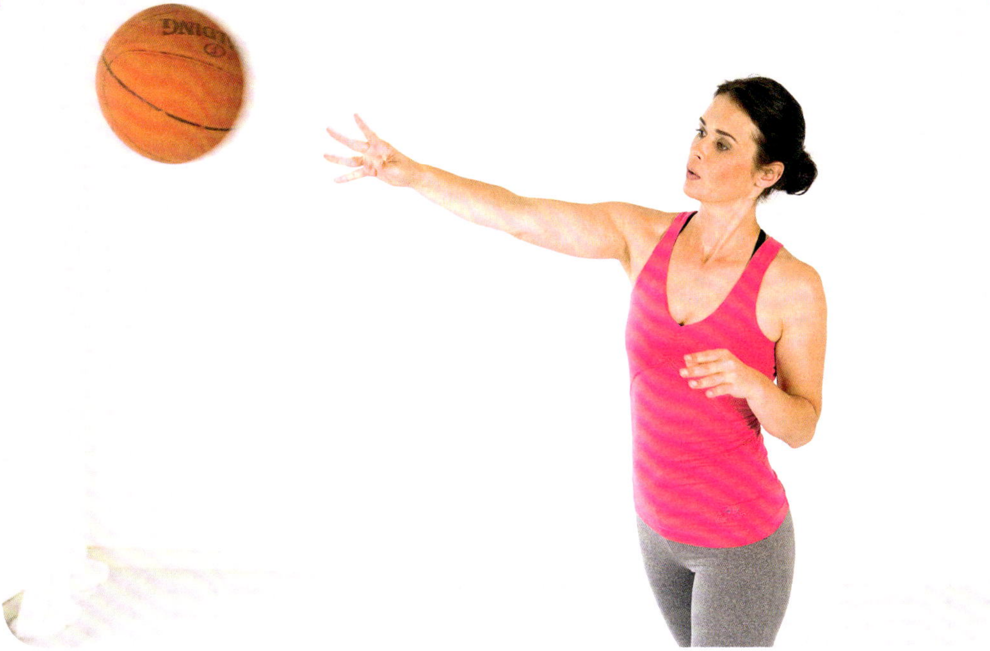

Ruckartige Bewegungen sind potenziell gefährdend

Veränderungen mit nachhaltigen Störungen der Funktion des Schultergelenkes auf. Unter der Bezeichnung »Schwimmerschulter« wird eine ganze Reihe von Veränderungen in der Schulterregion zusammengefasst, die von Schleimbeutelreizungen (Bursitis) über Sehneneinklemmung (Impingement-Syndrom) bis hin zu Muskelrissen (Rotatorenmanschettenruptur) oder dem Entstehen einer arthrotischen Schulter reichen. Im Wesentlichen handelt es sich dabei um die Entwicklung und Entstehung von Störungen im Bereich der Muskeln, Gelenke, Nerven und Faszien, die meist einer genaueren Untersuchung und Diagnostik durch den Arzt oder den Physiotherapeuten bedürfen. Vor allem die repetitiven »Über-Kopf-Bewegungen« beim Schwimmen verursachen, häufig auch in Kombination mit einer fehlerhaften oder ineffizienten Schwimmtechnik, nachhaltige Funktionsstörungen mit Schmerzen oder Bewegungseinschränkungen.

An den Schultergelenken kommt es auch bei Rückschlagsportlern (Tennis oder Badminton) hin und wieder zu einer Reizung oder einer Überlastungsproblematik der Rotatorenmanschette. Dabei handelt es sich um einen Verbund von Muskeln, die unter anderem für die Stabilität der Schultergelenke verantwortlich sind. Sind die Belastungen zu intensiv, kommt es zu Faserrissen, Bündelrissen oder Komplettrissen in der Rotatorenmanschette. Das kann besonders dann passieren, wenn der Sportler (Tennis oder Badminton) neues Material einsetzt: z.B. einen neuen Schläger, eine neue Bespannung oder neue Bälle. Neues Material verändert die gewohnten mechanischen Eigenschaften und die Bewegungsverhältnisse. So wird in dieser neuen Situation auch eine neue motorische Kontrolle von Muskeln und Nerven verlangt, die noch nicht gut eingespielt ist. Treten in dieser »Gewöhnungsphase« hohe Belastungen auf, sind Überlastungen oder gar Verletzungen durchaus im Bereich des Möglichen.

Untersuchungsmöglichkeiten

Ungewissheit über die Ursache der eigenen Beschwerden ist zermürbend. Streben Sie darum eine schnellstmögliche diagnostische Abklärung an.

Bei Beschwerden unklarer Ursache wird eine systematische standardisierte Untersuchungskaskade angestrebt, in der nacheinander die möglichen Problembereiche und Ursachen Ihrer Störungen abgeklärt werden. Haben Sie z.B. nicht nur lokale Schmerzen in der Schulter, sondern sind diese mit ausstrahlenden Beschwerden in den Arm oder die Hand verbunden, sind folgende medizinische Fachbereiche und Untersuchungen sinnvoll:

- Der Hausarzt als erster Ansprechpartner wird die erste richtungsweisende Untersuchung vornehmen und die weiteren Schritte einleiten.
- Um ernsthafte Verletzungen und Erkrankungen auszuschließen, wird ein Röntgenbild erstellt, bei dem die knöchernen Strukturen erkennbar sind. Hierbei kann auch eine eventuell vorhandene Fraktur (Knochenbruch) an einem der Schulterknochen erkannt werden.
- Der Neurologe kann ausstrahlende Beschwerden (oder das Taubheitsgefühl, die Muskelschwäche), die ein Hinweis auf eine Nervenreizung sind, genauer untersuchen und gegebenenfalls weitere erforderliche Schritte in der Diagnostik und in der Therapie der Nervenstrukturen einleiten.
- Ein Orthopäde kann die Schultergelenke mit speziellen Testverfahren auf spezifische Funktionsstörungen hin untersuchen.
- In der Physiotherapie können Funktionsstörungen der Muskeln, Nerven, der Gelenke oder der Faszien und des Bindegewebes umfassend untersucht und auch konservativ (ohne operativen Eingriff) behandelt werden.

Die ärztliche Untersuchung

Die ärztliche Untersuchung gilt bei Schulterbeschwerden in erster Linie dem Bewegungsapparat. Dazu werden mittels Funktionsdiagnostik die zugehörigen Gelenke, Muskeln und Nerven getestet. Um andere Ursachen auszuschließen, kommen auch apparative Untersuchungsverfahren zum Einsatz.

Funktionsdiagnostik

Dies ist normalerweise, nach der Befragung (der Anamnese) des Patienten, der nächste Schritt in der ärztlichen Untersuchungskaskade. Dabei werden die normalen Körperfunktionen des betroffenen Gebietes geprüft. Diese umfassen meist die Funktionen der Muskeln, Gelenke und der Nerven.

Ultraschalldiagnostik

In einer Ultraschalluntersuchung (Sonografie) können die körpereigenen Gewebe sichtbar gemacht und auf Veränderungen hin überprüft werden. Dabei ist die Darstellung der Körpergewebe nicht so deutlich und exakt wie bei einer MRT- oder einer CT-Untersuchung und bedarf eines erfahrenen Untersuchers.

Röntgen

Bei Verdacht auf knöcherne Veränderungen sollte zur Sicherheit stets ein Röntgenbild angefertigt werden. Ein Röntgenbild kann zwar keine Aufschlüsse über den Zustand der Muskulatur oder der bindegewebigen Strukturen geben, da lediglich die Knochen dargestellt werden. Dennoch können mit einem Röntgenbild schwerwiegende Verletzungen der Knochen, wie z.B. Knochenbrüche oder andere Veränderungen, wie knöcherne Anbauten und daraus entstandene Einengungen von Nerven, gefunden werden. Auch Veränderungen am Gelenkspalt oder in der Stellung der Knochen zueinander können vom Arzt interpretiert werden und geben wichtige Hinweise.

CT

Ein Computer-Tomogramm (CT) ist eine spezielle Röntgenaufnahme, bei der schichtweise Bilder (sogenannte Schichtaufnahmen) der zu untersuchenden Körperregion dargestellt werden können. Dabei sind auch Weichteile wie Muskeln oder Sehnen und vor allem Veränderungen in diesen Weichteilen zu erkennen. Besteht also der Verdacht auf eine Verletzung oder auf eine Veränderung der Weichteilstrukturen, ist eine weitere Diagnostik wie eine CT-Aufnahme erforderlich.

MRT

Eine Magnetresonanztomografie (MRT) kann Körperregionen/Körperstrukturen in ihrer Funktion darstellen; z. B. können verschiedene Hirnregionen und Nerven oder auch Bandscheiben, Muskeln und Gelenke während ihrer Arbeit, also während der Bewegung, dargestellt werden. Eine MRT-Aufnahme erlaubt es, auch kleinere anatomische Strukturen mit hoher Auflösung darzustellen, und gibt somit höchstmögliche diagnostische Sicherheit.

Laboruntersuchungen

Lassen die Symptome einen Verdacht auf anderweitige Erkrankungen zu, z. B. Stoffwechselerkrankungen wie Diabetes mellitus (Zuckererkrankung), Rheuma oder Gicht, oder es besteht ein Verdacht auf Infektionskrankheiten, werden Blutuntersuchungen vorgenommen.

Welcher Arzt untersucht was?

Arzt/Fachdisziplin	Untersuchungen
Hausarzt	Untersuchung des Bewegungsapparats Check der inneren Organe Eventuell Röntgenaufnahme zur Kontrolle der Knochen Gegebenenfalls wird eine Überweisung an einen anderen Facharzt ausgestellt Eventuell Zuweisung zur Physiotherapie
Orthopäde	Untersuchung des Bewegungsapparats Röntgenaufnahme der Knochen Ultraschalldiagnostik Spezielle Tests für Gelenke, Muskeln Eventuell Zuweisung zur Physiotherapie
Neurologe	Untersuchung des Nervensystems (Nervenleitgeschwindigkeit) Untersuchung des peripheren Nervensystems Untersuchung des Rückenmarks Eventuell Zuweisung zur Physiotherapie

Die physiotherapeutische Diagnostik

Wird der Patient vom behandelnden Arzt zur physiotherapeutischen Behandlung zugewiesen, kommen auch physiotherapeutischen Untersuchungen und Befundtechniken zum Einsatz. Damit steht bereits die Vermutung im Raum, dass es sich bei den Beschwerden des Patienten um eine Störung des Bewegungsapparates handelt. Die möglichen »Übeltäter« (Muskeln, Gelenke, Knorpel, Kapsel und Nerven) werden vom Physiotherapeuten auf normale Funktionalität hin geprüft und bei einem entsprechenden Befund behandelt. Dazu werden die folgenden Diagnoseinstrumente eingesetzt, die im Einzelfall in der Reihenfolge und in der Anwendung variieren können.

Befragung des Patienten (Anamnese)

Die Befragung des Patienten ist eine der wichtigsten, wenn nicht gar die wichtigste Untersuchung überhaupt. Aus den gewonnenen Informationen kann der Physiotherapeut bereits erste Vermutungen über die Ursache, die beteiligten Strukturen und die Prognose des Problems herleiten. Im Wesentlichen führen diese Überlegungen zu einer zielgerichteten körperlichen Untersuchung und münden direkt in eine effektive Behandlung.

Sichtuntersuchung (Inspektion)

Dies ist ein allgemeiner Teil der Untersuchung, in dem festgestellt werden soll, ob die Körperhaltung oder die Position und Bewegungsfähigkeit einzelner Körperregionen sichtbare Auffälligkeiten vorweisen, die die Beschwerden komplett oder wenigstens teilweise erklären können.

Aktive Bewegungsprüfung

Dieser Teil der physiotherapeutischen Diagnostik zeigt, inwieweit der Patient bereit ist, einzelne Körperregionen zu bewegen und auch zu belasten. Dabei können Ausweichmechanismen oder Schmerzvermeidungsreaktionen erkannt werden, die dem Schutz der betroffenen Strukturen dienen. Diese Erkenntnisse können dabei helfen, die für die Beschwerden verantwortlichen Ursachen zu finden, um diese dann auch behandeln zu können.

Neurologische Untersuchung

Eine neurologische Untersuchung ist stets dann erforderlich, wenn Symptome wie Kribbeln, ein pelziges, taubes Gefühl oder auch ausstrahlende Schmerzen vorhanden sind. Dann steht die Vermutung im Raum, dass das Nervensystem, oder zumindest Teile davon, betroffen sind. Bei Schulterbeschwerden können folgende neurologische Symptome auftreten:

- Kribbeln, Gefühl wie »Ameisenlaufen« in den Armen (eventuell bis zu den Händen und Fingern)
- Taubheitsgefühle in den Armen
- Kraftlosigkeit (Kraftverlust) der Arme oder Hände

Bei einer neurologischen Untersuchung in der Physiotherapie werden grundlegend Reflexe, die Sensibilität der Hautoberfläche und die Muskelkraft geprüft.

Passive Bewegungsprüfung

In diesem Untersuchungsgang können Körperregionen und auch einzelne Gelenke auf normale Funktion getestet werden. Dabei wird das Verhalten der Gelenke während einer bestimmten Bewegung (in eine bestimmte Bewegungsrichtung) geprüft. Treten dabei abnorme Spannungen, Schmerzen oder andere Phänomene wie plötzliche Muskelgegenspannungen auf, kann von einer gestörten Gelenkmechanik gesprochen werden.

Muskelfunktionstest

Die Funktionen der Muskulatur bestehen im Wesentlichen darin, sich bei Bedarf willentlich anspannen zu können. Es muss auch eine bestimmte Kraft erreicht werden, die erforderlich ist, um eine bestimmte Aktivität (z.B. von einem Stuhl aufstehen oder eine Kiste Wasser tragen) durchzuführen. Diese Kraft muss so lange aufrechterhalten werden können, bis die Aktivität komplett durchgeführt wurde. Danach sollte sich die Muskulatur auch wieder kontrolliert entspannen können. Bei einem Muskelfunktionstest werden genau diese Funktionen überprüft. Werden dabei Störungen oder Seitendifferenzen gefunden, kann die Behandlung auch auf diese Defizite hin ausgerichtet werden.

Therapiemöglichkeiten

Je nach vorherrschender Problematik wird nach einer umfassenden ärztlichen und physiotherapeutischen Untersuchung die geeignete Behandlung und Therapieform ausgewählt.

Sind alle erforderlichen Befunde erhoben, kann mit der eigentlichen Behandlung der Beschwerden begonnen werden. Je nach führendem Hauptproblem (Schmerz oder Bewegungseinschränkung) werden die effektivsten Behandlungstechniken ausgewählt und durchgeführt. Bei vorrangiger Schmerzproblematik, vielleicht auch mit einer Entzündung, ist eine medikamentöse Therapie sinnvoll. Dadurch kann der Schmerz reduziert werden und die Entzündung kann besser kontrolliert werden.

Schmerztherapie (Tablettenmedikation) Gehört Schmerz zu Ihren Symptomen, beinhaltet die ärztliche Therapie meist auch eine Medikamentengabe zur Schmerzreduktion (Schmerztabletten, Injektionen etc.), die in der Stärke und Dauer auf die aktuelle Schmerzproblematik abgestimmt sein muss. Bei einer entzündlichen Komponente – z.B. bei permanent bestehenden Schmerzen in der Schulter, die aufgrund einer Entzündung vorhanden sind – ist eine Medikation mit Entzündungshemmern angezeigt. Vor allem, wenn sich ein entzündlicher Prozess länger als normal (7–10 Tage) hält, sollten entzündungshemmende Maßnahmen – wie eine Medikamentengabe oder auch eine gezielte Kühlung des Schmerzgebietes – eingeleitet werden.

Lokale Injektionen zur Schmerztherapie Bei starken und tablettenresistenten Schmerzen kann auch eine Injektion gegeben werden, um den Schmerzkreis zu durchbrechen und die Entzündung zu eliminieren. Meist kommen hier Präparate auf Kortisonbasis zum Einsatz, die lokal an der Problemstelle eingesetzt werden.

Versorgung mit Hilfsmitteln Ergänzend zu den Schmerzbehandlungen mit Medikamenten kann es sinnvoll sein, weitere Maßnahmen zum Einsatz zu bringen, wie z.B. eine passive Unterstützung durch eine Bandage oder einen Stützstrumpf zur Reduktion der Belastungen.

Weitere Hilfsmittel können sein:

- Lagerungshilfen (Kissen, Keile, Würfel etc.)
- Schienen (Orthesen)
- Tape (Elastic Tape, Medical Tape, Kinesio Tape)

Zusatzleistungen Je nach Beschwerden und Ergebnissen aus der Diagnostik kommen auch noch andere medizinische Leistungen wie

- Stoßwellentherapie
- Elektrobehandlungen
- Magnetfeldtherapie
- Traktionsbehandlungen

in Betracht. Diese sollen den lokalen Stoffwechsel positiv beeinflussen, um die körpereigenen Heilkräfte anzukurbeln und die Regeneration zu beschleunigen. Anzumerken ist dazu jedoch, dass es sich dabei um sogenannte »IGeL-Leistungen« handelt, die häufig vom Patienten selbst finanziert werden müssen, da die meisten Kassen die Kosten dafür nicht erstatten. Im Einzelfall lohnt sich jedoch eine Anfrage bei der Krankenkasse (in jedem Fall vor Behandlungsbeginn) wegen einer anteiligen Kostenübernahme.

Physiotherapie

Eine körperliche Therapieform ist häufig zwingend erforderlich und zudem auch noch sehr erfolgversprechend. Es geht dabei zunächst darum, die körperliche Leistungsfähigkeit des Patienten im Bereich von Kraft, Ausdauer und Beweglichkeit der Schulterregion zu verbessern und die in der Befunderhebung vorgefundenen Defizite auszuräumen.

Gerade auch bei schmerzhaften Zuständen der Schultergelenke kann durch eine gezielte physiotherapeutische Behandlung meist eine Besserung der Symptomatik erzielt werden.

Durch eine umfassende physiotherapeutische Funktionsdiagnostik werden die Defizite des Patienten umfassend und exakt lokalisiert:

- Muskelschwächen werden entdeckt.
- Muskuläre Verspannungen werden lokalisiert.
- Beweglichkeitsstörungen der Schultergelenke werden festgestellt.
- Druckempfindlichkeiten von Bindegewebe, Muskeln, Sehnen oder Bändern werden herausgefunden.
- Bewegungsfähigkeit und Elastizitätsverhalten von Nerven werden untersucht.

Aus diesen Informationen wird ein geeigneter Therapieplan entwickelt.

Die dargestellten Therapiekonzepte sind lediglich ein Ausschnitt aus den Möglichkeiten.

Manuelle Therapie Diese spezielle Therapieform ist besonders bei Muskel-, Nerven- und Gelenkbeschwerden zu empfehlen, da mit diesen Behandlungstechniken besonders effektive Reize auf das betroffene Gewebe (Muskeln, Nerven oder Gelenke) gebracht werden können. Häufig kann damit eine schnelle Anpassung des Körpers und damit auch eine Verbesserung der Problematik erreicht werden.

Trainingstherapie In der Trainingstherapie kommen medizinisch kontrolliertes Kraft-, Ausdauer- und Koordinationstraining (auch an Geräten) zum Einsatz. Nicht nur beim Abbauen von vorhandenen Beschwerden, sondern auch im Bereich der Prävention, also der Vorbeugung vor erneuten Beschwerden, ist eine gezielte Trainingstherapie sinnvoll. Die Trainingsreize werden in der Belastungsfolge von leicht nach schwer aufgebaut. Begonnen wird mit leichteren Belastungsformen, wie sie im Ausdauertraining auftreten. Die Steigerung geht dann über ein lokales Muskelkrafttraining zu einem anspruchsvollen Koordinationstraining bis hin zu sportartspezifischen Belastungen.

PNF – Propriozeptive neuromuskuläre Fazilitation Dieses Therapiekonzept eignet sich zur Rehabilitation von Nervenstörungen oder auch von neurologischen Krankheitsbildern wie z.B. dem Schlaganfall oder einer Multiplen Sklerose. Mit dem PNF-Konzept sind nicht nur neurologische Störungen sehr effektiv zu behandeln, sondern es hält auch noch ein riesiges Potenzial an Möglichkeiten zur Behandlung von Störungen des Bewegungsapparates bereit. Durch den Einsatz von funktionellen Bewegungsmustern können muskuläre und nervenbedingte Störungen verbessert und beseitigt werden. Das Zusammenspiel von Nerven und Muskeln kann enorm verbessert und optimiert werden.

FBL – Funktionelle Bewegungslehre In diesem Konzept liegt ein Schwerpunkt auf der exakten Analyse von funktionellen Aktivitäten und Bewegungen und den Störungen derselben. Durch eine genaue Diagnostik werden die Zusammenhänge von Funktionsstörungen aufgedeckt und die gestörte Bewegungskomponente wird durch spezielle Übungen und Techniken verbessert. Dieses Therapiekonzept bietet vor allem einen enormen Pool an funktionellen Übungen zur Rehabilitation von Schulterbeschwerden.

Therapiekonzepte innerhalb der Physiotherapie

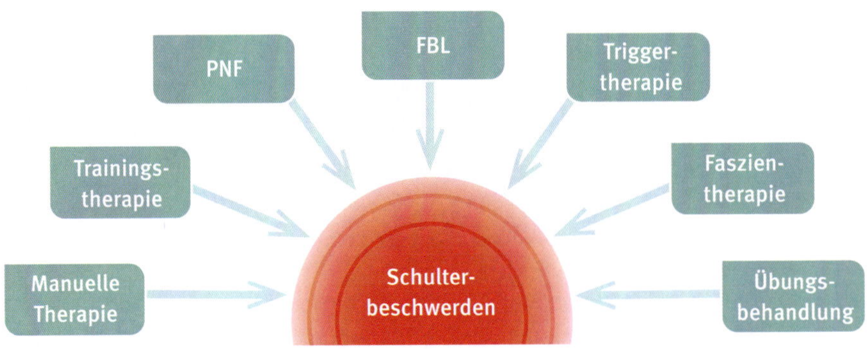

Triggertherapie Triggerpunkte sind spezielle Spannungspunkte in der Muskulatur, die durch besondere Schmerzempfindlichkeit und eine starke Unbeweglichkeit des Muskelgewebes auffallen. Triggerpunkte entstehen durch Überlastungsschäden an der Muskulatur, wie sie bei ungewohnten Arbeiten auftreten können, oder auch bei übermäßig verspannten Muskeln durch ungünstige Körperhaltungen. Diese Triggerpunkte können unter anderem lokale Schmerzen oder auch ausstrahlende Schmerzen in andere Körperabschnitte auslösen. Mit den konzepteigenen Techniken werden diese Triggerpunkte aufgelöst, die Spannungsfelder beseitigt und die normale Funktion der Muskulatur wiederhergestellt.

Faszientherapie Faszien umhüllen die Muskeln unseres Bewegungsapparates und verbinden sich im gesamten Körper zu sogenannten Faszienketten. Bei Fehlfunktionen oder Verletzungen innerhalb der Faszien reduziert sich auch die Bewegungsfähigkeit der betroffenen Strukturen. Diese Ketten wirken sich bei bestehenden Störungen auch auf das Bewegungsverhalten von Gelenken und Muskeln aus. Bei vorhandenen Bewegungsstörungen der Schultergelenke kann ein Funktionsverlust der Faszien auch zum gesamten Beschwerdebild beitragen. Mittels gezielter Behandlungen können funktionsgestörte Faszien wieder in einen normalen Bewegungskontext verändert werden, um die Beschwerden zu reduzieren und auch komplett zu beseitigen.

Übungsbehandlung Eine physiotherapeutische Übungsbehandlung sollte stets Bestandteil des gesamten Behandlungsmanagements sein. Nur durch einen gezielten und optimal auf die Bedürfnisse des Patienten abgestimmten Übungs- und Trainingsplan kann die Effektivität der physiotherapeutischen Behandlung gesteigert und die Beschwerden nachhaltig beseitigt werden.

Operationen

Eine Operation ist eine »nichtreversible« Therapiemethode. Daher sollten stets funktionelle und damit vor allem konservative (nicht-operative) Therapiemethoden angestrebt und angewandt werden. Erst wenn diese Mittel komplett ausgeschöpft sind und der Leidensdruck trotzdem stetig ansteigt, ist ein operativer Eingriff zu erwägen und auch therapeutisch zu empfehlen. Operiert werden am Schultergelenk vor allem Bandverletzungen, Knochenbrüche oder auch Sehnenabrisse.

Keine Therapiemethode hat eine 100%ige Erfolgsquote. Nach einer OP hat der Patient daher keine Sicherheit und schon gar keine Garantie auf Symptom- und Beschwerdefreiheit. Das heißt, es besteht auch nach dem Eingriff durchaus noch die Möglichkeit, dass sich dieselben oder ähnliche Beschwerden erneut zeigen. Lassen Sie sich darum ausführlich und genau über Chancen und Risiken der geplanten OP aufklären und wägen Sie sorgfältig ab, ob das Risiko tragbar erscheint.

Indikationen

Ein medizinischer Notfall mit klarer OP-Indikation wäre im Schulterbereich z.B. ein komplizierter Knochenbruch mit mehreren Fragmenten (Bruch von Oberarm oder Schulterblatt). Natürlich sind auch tumoröse Ursachen (Krebsleiden) für Schulterbeschwerden (wie z.B. ein Knochentumor) stets als Indikation für einen operativen Ein-

Mögliche Begründungen für ein operatives Vorgehen

Direkte Indikation zur Operation (sogenannte Spezialfälle, die auch nicht sehr häufig vorkommen)	»Vielleicht«-Indikation zur Operation ⇢ Störung der Lebensqualität (muss individuell bewertet und anhand des OP-Risikos abgewogen werden)
Tumor im Schulterbereich	Kapsel- oder Sehnenverletzung (Abriss oder Einriss)
Komplizierter Knochenbruch (z.B. Trümmerbruch) von Oberarm oder Schulterblatt	Einschränkungen bei der täglichen Arbeit (nicht mehr sitzen können, nicht mehr heben/tragen können, starke Schmerzen etc.) über längere Zeit (mehrere Wochen bis Monate)
Bandverletzung oder Sehnenabriss mit deutlicher Instabilität	Verlust an Freizeitaktivitäten (Schwimmen, Laufen, Tennis etc.) über längere Zeit

griff anzusehen. Alles andere ist eine Sache der individuellen Bewertung und der resultierenden Einschränkung der persönlichen Lebensqualität aus den bestehenden Beschwerden.

In jedem Fall sollte sich jeder potenzielle Operationskandidat eine Zweit- oder sogar eine Drittmeinung einholen – am sinnvollsten von einem unbeteiligten und damit neutralen Arzt, der im besten Fall nicht selbst operativ tätig ist.

Tipps

Bei bestehenden Schulterbeschwerden wie z.B. Steifigkeiten oder auch bei Schmerzen können Sie sich über einen Punkt stets sicher sein: Es wird nie an gut gemeinten Ratschlägen oder hilfreichen Tipps fehlen. Diese bekommen Sie häufig aus dem reichen Erfahrungsschatz ebenfalls oder ehemals betroffener Personen aus dem Bekanntenkreis oder sogar direkt aus dem Kreis der Familie. Das Gemeine an diesen praktischen Tipps ist leider, dass sie nicht bei jedem Menschen auf dieselbe Art und Weise helfen. Sie müssen also aus dieser Fülle an Hilfsmöglichkeiten zuerst einmal für sich selbst herausfinden, was Ihnen guttut. Lassen Sie sich dabei nicht irritieren oder aus der Ruhe bringen und bleiben Sie hartnäckig bei der Erprobung geeigneter Gegenmaßnahmen. Erfahrungsgemäß gibt es für jedes Problem mindestens eine passende Hilfe zur Entlastung und damit zur Reduktion von quälenden Schmerzen.

Eine sehr gute Möglichkeit zur selbstständigen Verbesserung Ihrer Beschwerden halten Sie bereits mit diesem Buch in den Händen. Mit den folgenden Tipps sind Sie auf dem besten Weg.

TIPP 1:

Stellen Sie Ihre persönlichen Schwachstellen fest Finden Sie mithilfe Ihres Testergebnisses Ihre »Baustellen« und stimmen Sie Ihren Übungsbedarf exakt auf Ihre Beschwerden ab. Arbeiten Sie die Übungsvorschläge durch und nehmen Sie diejenigen Übungen in Ihr individuelles Trainingspensum auf, auf die Ihr Körper gut reagiert und die Ihnen ein positives Gefühl vermitteln. Versuchen Sie Ihr Übungsprogramm durch ergänzende Übungen aus den Bereichen Kraftaufbau, Ausdauertraining oder aus dem Bereich der Koordination zu erweitern und damit die

Effektivität zu optimieren. Bei anhaltenden Beschwerden oder wenn Sie das Gefühl haben, der Schmerz wird schlimmer, ist es in jedem Fall zwingend erforderlich, einen Arzt oder Therapeuten zu konsultieren und dort fachlichen Rat einzuholen.

TIPP 2:

Testen Sie immer wieder auch neue Übungen Es ist eher nicht davon auszugehen, dass Ihre Beschwerden nach den ersten Übungseinheiten komplett beseitigt sein werden. Dennoch sollte im Verlauf des Trainings (über zwei, drei Wochen hinweg) eine Besserung zu erkennen sein. Probieren Sie ruhig auch einmal neue und andere Übungen aus, vor allem wenn die Verbesserung nicht wie gewünscht eintritt. Vielleicht entfalten andere Übungen bei Ihren Beschwerden einen besseren Effekt. In keinem Fall sollten Sie mit den Übungen in den Schmerz hineinarbeiten. Ein sicheres Zeichen dafür, dass Sie mit den falschen Übungen arbeiten, ist der Umstand, dass sich Ihre Beschwerden verschlimmern. Treten solche negativen Veränderungen auf, sollten Sie in jedem Fall neue Übungen in Erwägung ziehen. Besprechen Sie die Übungen im Zweifelsfall immer mit Ihrem Arzt oder mit Ihrem Physiotherapeuten und stimmen Sie gemeinsam den Behandlungs- und Übungsplan exakter auf Ihre Beschwerden hin ab.

TIPP 3:

Finden Sie heraus, was Ihnen nicht guttut Finden Sie heraus, auf welche Belastungen und Bewegungen Sie mit mehr Beschwerden reagieren. Vermeiden Sie diese Bewegungen oder versuchen Sie wenigstens, die schädigenden und quälenden Belastungen so zu verändern, dass Sie Ihnen nicht mehr allzu viel ausmachen. Wenn Sie nach der Gartenarbeit wieder eine Woche Zeit benötigen, bis Sie sich wieder einigermaßen schmerzfrei bewegen können, sollten Sie sich ernsthafte Gedanken über eine andere Zeiteinteilung bei Ihren botanischen Arbeitsvorgängen machen. Oft sind nur kleine Veränderungen in unserem Alltag erforderlich, die diesen erträglicher und vor allem auch gesünder für uns machen.

TIPP 4:

Leisten Sie den Anweisungen des Arztes/des Therapeuten Folge Arzt oder Therapeut wissen es im Allgemeinen besser als Ihre Familie oder Freunde. Wenn Sie wegen Ihrer aktuellen Beschwerden in ärztlicher oder physiotherapeutischer Behandlung sind, dann nutzen Sie diese Informationsquelle auch konsequent für Ihren Erfolg. Versuchen Sie die Tipps und Ratschläge Ihres Therapeuten/Arztes auch in die Tat umzusetzen. Je mehr Sie davon in Ihrem Tagesablauf unterbringen, desto effektiver und schneller wird sich das in Form einer Besserung Ihrer Symptome zeigen. Retten Sie die Tipps und Übungsvorschläge auch etwas länger über die Zeit: Führen Sie Ihr Übungspro gramm auch dann noch fort, wenn sich Ihre Beschwerden bereits gebessert haben oder komplett verschwunden sind. Je länger Sie die helfenden Übungen ausführen, desto länger anhaltend und gründlicher wird der Erfolg sein. Damit verringern Sie auch die Gefahr eines Rückfalls.

TIPP 5:

Nutzen Sie Salben/Gels und Medikamente in Tablettenform nur unterstützend Die nachgewiesene Wirkung einer medikamentösen Therapie bei Schulterbeschwerden beschränkt sich meist auf Schmerzreduktion und Entzündungshemmung. Mit Medikamenten kann meist keine grundlegende Veränderung an der Ursache Ihrer Schulterschmerzen erzielt werden. Es gibt keine Tablette oder Salbe, die eine Bänderzerrung in nichts auflöst oder einen Riss in Ihrer Gelenkkapsel verschwinden lassen kann. Einzig unser Körper hat das Zeug zur Heilung von Verletzungen und diese Selbstheilungskräfte müssen unterstützt und aktiviert werden.

Eine medikamentöse Schmerzunterdrückung kann in bestimmten Situationen hilfreich sein. Oft lassen die Schmerzen dann nach zwei bis drei Tagen nach oder verschwinden komplett.

Da die Medikamente aber keine ursächliche Lösung bieten und zudem auch noch mit einer langen Liste an Nebenwirkungen aufwarten können, sollte diese Therapieform keine Dauerlösung für Sie und Ihre Beschwerden am Bewegungsapparat sein. Es muss nach Möglichkeiten gesucht werden, das Problem an der Wurzel zu packen. Also sollten Sie herausfinden, welche Ursachen, Gründe oder Auslöser Ihre Beschwerden haben, und genau dort den Hebel ansetzen. Meist kommen Sie dabei Bewegungsstörungen, Überlastungen und Fehlhaltungen auf die Spur, denen Sie mit einem gezielten Übungsprogramm effektiv begegnen können. Nur durch Verhaltensänderungen und körperliche Aktivierung können Sie langfristig etwas verändern und die Beschwerden in den Griff bekommen.

Aus der Praxis:

- Nehmen Sie die Tabletten (in Absprache mit Ihrem Arzt) noch für 3–4 Tage weiter, wenn der Schmerz schon abgeklungen ist. Wenn Sie mit einer Entzündungsreaktion zu kämpfen haben, ist die Wahrscheinlichkeit eines Rückschlages sehr groß.
- Um eine Entzündung im Keim zu ersticken, benötigen Sie im Schnitt etwa 10–14 Tage medikamentöse Behandlung. Bei hartnäckigen Entzündungen mit Komplikationen in der Wundheilung kann diese Zeit auch bei bis zu 20 Tagen liegen.
- Salben und Gels enthalten ebenfalls meist Wirkstoffe zu Schmerzreduktion und Entzündungshemmung. Dazu können Sie auch kurzfristig eingesetzt werden. Da es sich um eine äußerliche Anwendung handelt, spielt die Fläche, auf der die Salbe (und damit auch der Wirkstoff) aufgetragen wird, eine entscheidende Rolle.
- Die Salbe wird über den Blutkreislauf aufgenommen und im Körper verteilt. Je größer die Fläche ist, desto mehr Salbe tragen Sie auf und desto mehr Wirkstoff wird über den Blutkreislauf aufgenommen und kann Ihre Schmerzen reduzieren. Bei Schulterschmerzen hat es sich bewährt, den Wirkstoff auf die gesamte Fläche des Rückens oder des Nackens zu verteilen. Der Wirkstoff findet seinen Weg ins Problemgebiet.

TIPP 6:

Nutzen Sie Thermoanwendungen gezielt

Wärme und Kälte haben prinzipiell dasselbe Wirkschema: nämlich eine Mehrdurchblutung. Wenn Sie Ihre Hände im Winter in den Schnee stecken, werden sie rot, da sie vermehrt durchblutet werden. Ihr Körper registriert einen Temperaturabfall im Gebiet der Hände und versucht, die Temperatur wieder anzugleichen, indem er in das »kalte« Gebiet der Hände mehr Blut mit Körperkerntemperatur schickt.

Legen Sie Ihre Hände unter ein warmes Kirschkernsäckchen aus der Mikrowelle oder unter eine mit warmem Wasser gefüllte Bettflasche, tritt ebenfalls eine Rötung auf. Ihr Körper erkennt eine Überwärmung im Gebiet der Hände und will die Temperatur wieder angleichen. Wiederum geschieht dies zu einem großen Teil über den Blutkreislauf. Eine verstärkte Durchblutung kann auch eingesetzt werden, um Wärme abzutransportieren. Genauso funktioniert dieser Temperaturkreislauf auch in Ihrer schmerzenden Schulter.

Zudem reduziert eine gesteigerte Temperaturschwankung (egal ob durch Kälte oder Wärme ausgelöst) die Schmerzwahrnehmung. Mit einem Eingriff in den Temperaturhaushalt können Sie auch Ihre Schmerzschwelle nach oben verschieben. Das Ergebnis: Sie werden weniger Schmerzen wahrnehmen.

Praxisregel:

Bei akuten Beschwerden: Kälte Kälte wirkt schneller für die Schmerzreduktion und sorgt zudem auch für einen Schwellungsabbau.

Bei chronischen Beschwerden: Wärme Reduziert ebenfalls die Schmerzempfindlichkeit und sorgt für eine angenehme Muskelentspannung, eine größere Elastizität des Bindegewebes und für mobilere Nerven bei Bewegungen.

Testen Sie in jedem Fall selbst, was für Sie besser funktioniert: Kälte oder Wärme. Probieren Sie beides aus.

TIPP 7:

Seien Sie geduldig. Die beste Waffe und Ihr engster Verbündeter gegen Ihre Schulterbeschwerden ist immer Ihr eigener Körper. Nutzen Sie das Potenzial Ihrer immensen Selbstheilungskräfte, aber bedenken Sie dabei immer: Wenn Sie Beschwerden haben, die Sie seit Jahren plagen, können diese nicht wirklich innerhalb kürzester Zeit verschwinden. Gut Ding will bekanntlich auch Weile haben.

Taping und Flossing für die Schulter

Taping und Flossing können bei akuten Beschwerden Abhilfe schaffen. Probieren Sie aus, ob diese Methoden Ihnen guttun.

Taping Dass Taping mehr ist, als bunte Klebebänder auf die Haut zu pappen, ist mittlerweile hinlänglich bekannt. Durch die elastischen bunten Klebestreifen können vielfältige Positiveffekte in Muskeln, Gelenke, Sehnen, Nerven und faszialem Bindegewebe ausgelöst und erreicht werden. Durch die richtige Anlage der Tapes können Muskeln in die Entspannung gebracht, Nerven und auch Faszienketten entlastet oder auch direkt angeregt und aktiviert werden. Auch Gelenke können durch eine bessere Position der Gelenkpartner zueinander ausgerichtet, korrigiert und für eine reibungsfreiere Funktion in Bewegung und Sport optimiert werden. Gerade im Sport ist die Anwendung aufgrund der positiven Erfahrungen der letzten Jahre stark angestiegen. Waren die Anlagen von speziellen Tapes früher eher im Leistungssport gebräuchlich, halten die Klebestreifen nun auch im Breiten- und Freizeitsport und sogar im normalen Arbeitsalltag Einzug.

Gerade die Schulterregion mit ihrer muskeldominanten Führung und stark kapsulären Sicherung der Bewegungen ist geradezu prädestiniert für die Anwendung von Tapes. Damit lässt sich eine Vielzahl an Symptomen behandeln. Auch viele Erkrankungen, Verletzungen und Veränderungen der Schulterregion können durch den Einsatz von Taping verbessert werden. Lassen Sie sich von einem Fachmann, z.B. von Ihrem Physiotherapeuten, beraten. Gegebenenfalls kann er Ihnen zeigen, wie Sie selbst ein Tape anlegen.

Flossing Auch mit der recht neuen Methode »Flossing« lassen sich tolle Effekte für die Schulter und die Linderung ihrer Funktionsstörungen oder Erkrankungen erzielen. Dabei wird ein elastisches Band um den Oberarm und das Schultergelenk gewickelt. Das Band wird während der Wickelung gespannt. Diese Spannung bewirkt eine Kompression der umwickelten Gewebe und Gelenke. Dabei kommt es zur starken Aktivierung der Rezeptoren und zu einer Flüssigkeitsverschiebung im Gewebe. Während der Wickelung können Bewegungen oder auch Trainingsübungen durchgeführt werden. In der Wickelung werden die Gewebeschichten stark gegeneinanderbewegt und verschoben, was zu einer Lösung von Verklebungen und Verspannungen führt. Nach Abnahme des Flossbandes kommt

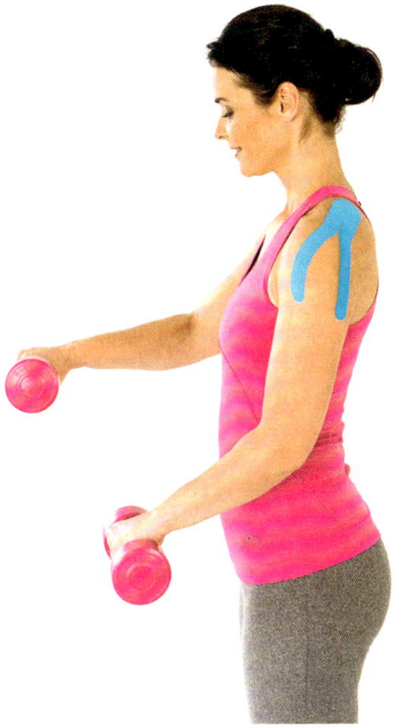

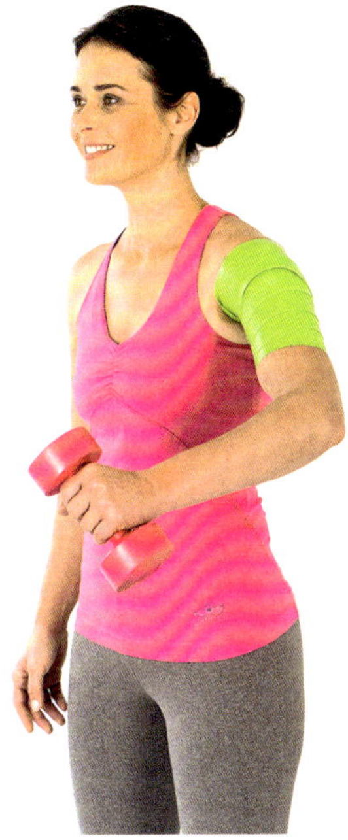

Tapeanlage im Schulterbereich

Flossing

es zu einer reaktiven Mehrdurchblutung. Das Gewebe wird dadurch mit neuen Nähr- und Baustoffen versorgt. Flossing wirkt ebenfalls auf Muskeln, Bänder, Nerven, Faszien und Gelenke und lässt sich schnell und zeitsparend in jedes Training einbauen. Flossinganlagen beginnen stets von körperfern nach körpernah mit der Wickelung. So wird die Flüssigkeit nicht am Ende von Arm oder Bein gestaut. Das Flossband wird in jeder Lage etwa zur Hälfte mit der vorigen Lage überlappend gewickelt. In jeder Lage kann der gewünschte Intensitätszug durch Vordehnung des Bandes eingestellt werden. So lassen sich die betroffenen Regionen besonders komprimieren. Mit der Wickelung können für den Zeitraum von drei bis vier Minuten Übungen durchgeführt werden, bevor das Band wieder abgenommen wird. Nach der Abnahme des Bandes empfiehlt es sich, die gewickelte Körperregion noch ohne Flossband zu bewegen und direkt im Anschluss weitere Übungen durchzuführen. Übungen mit gewickeltem Flossband können in einer Trainingseinheit mehrfach durchgeführt werden. Es gibt auch immer mehrere Möglichkeiten, das Flossband anzulegen. Ihr Physiotherapeut kann Ihnen hier helfen.

Literaturangaben

Bartrow K., **Untersuchen und Befunden in der Physiotherapie** – Untersuchungstechniken und Diagnoseinstrumente, Springer Verlag Berlin 1. Aufl. 2011; 2. Aufl. 2015

Bartrow K., **Übeltäter Kiefergelenk,** TRIAS Verlag Stuttgart 1. Aufl. 2012, 2. Aufl. 2014

Bartrow K., **Schwachstelle Rücken,** TRIAS Verlag Stuttgart 2014

Bartrow K., **Blackroll – schmerzfrei und beweglich,** TRIAS Verlag Stuttgart 2014

Bartrow K., **Schwachstelle Nacken,** TRIAS Verlag Stuttgart 2015

Bartrow K., **Faszientraining für Sportler,** TRIAS Verlag Stuttgart 2016

Bartrow K., **Flossing,** TRIAS Verlag Stuttgart 2010

Butler/Moseley, **Schmerzen verstehen,** 2. Aufl. Springer Verlag Heidelberg 2009

Diemer/Sutor, **Praxis der medizinischen Trainingstherapie Bd. 2,** Thieme Verlag Stuttgart 2010

Klein/Sommerfeld, **Biomechanik der menschlichen Gelenke,** Urban&Fischer Verlag München 2004

Schleip/Findley/Chaitow/Huijing, **Lehrbuch Faszien,** Urban&Fischer Verlag München 2014

Stecco, **Atlas des menschlichen Fasziensystems,** Urban&Fischer Verlag München 2016

Tillmann, **Atlas der Anatomie,** 2. Aufl. Springer Verlag Heidelberg 2010

van den Berg, **Angewandte Physiologie Bd. 1,** 3. Aufl. Thieme Verlag Stuttgart 2011

Stichwortverzeichnis

Bibliografische Information der Deutschen Nationalbibliothek
Die Deutsche Nationalbibliothek verzeichnet diese Publikation in der Deutschen Nationalbibliografie; detaillierte bibliografische Daten sind im Internet über http://dnb.d-nb.de abrufbar.

Programmplanung: Celestina Filbrandt
Redaktion: Julia Jochim
Bildredaktion: Christoph Frick

Umschlaggestaltung und Layout: © Thieme

Bildnachweis:
Umschlagfoto und Fotos im Innenteil:
© H. Münch/Thieme
Zeichnungen S. 25, 132: Martina Berge, Stadtbergen

Die abgebildeten Personen haben in keiner Weise etwas mit dem Thema zu tun.

2. Auflage 2023

TRIAS Verlag in Georg Thieme Verlag KG
Rüdigerstraße 14, 70469 Stuttgart, Germany
www.trias-verlag.de
© 1. Auflage 2018 TRIAS Verlag in
Georg Thieme Verlag KG
Rüdigerstraße 14, 70469 Stuttgart

Printed in Germany

Satz und Repro: Fotosatz Buck, Kumhausen
Druck: Westermann Druck Zwickau GmbH, Zwickau

Gedruckt auf chlorfrei gebleichtem Papier

ISBN 978-3-432-11676-1 1 2 3 4 5 6

Auch erhältlich als E-Book:
eISBN (ePub) 978-3-432-11677-8

Wichtiger Hinweis: Wie jede Wissenschaft ist die Medizin ständigen Entwicklungen unterworfen. Forschung und klinische Erfahrung erweitern unsere Erkenntnisse. Ganz besonders gilt das für die Behandlung und die medikamentöse Therapie. Bei allen in diesem Werk erwähnten Dosierungen oder Applikationen, bei Rezepten und Übungsanleitungen, bei Empfehlungen und Tipps dürfen Sie darauf vertrauen: Autoren, Herausgeber und Verlag haben große Sorgfalt darauf verwandt, dass diese Angaben dem Wissensstand bei Fertigstellung des Werkes entsprechen. Rezepte werden gekocht und ausprobiert. Übungen und Übungsreihen haben sich in der Praxis erfolgreich bewährt.

Eine Garantie kann jedoch nicht übernommen werden. Eine Haftung des Autors, des Verlags oder seiner Beauftragten für Personen-, Sach- oder Vermögensschäden ist ausgeschlossen.

Geschützte Warennamen (Warenzeichen®) werden nicht besonders kenntlich gemacht. Aus dem Fehlen eines solchen Hinweises kann also nicht geschlossen werden, dass es sich um einen freien Warennamen handelt.

TRIAS, einer der führenden Ratgeberverlage im Bereich Gesundheit, gehört zur Thieme Gruppe, marktführender Anbieter medizinischer Fachinformationen und Services. Anspruch der Thieme Gruppe ist es, den im Gesundheitswesen tätigen Berufsgruppen sowie allen an Gesundheit Interessierten genau die Informationen und Angebote bereitzustellen, die sie in einer bestimmten Arbeitssituation oder Lebensphase benötigen. Durch die hohe Qualität und zielgruppenspezifische Relevanz der angebotenen Leistungen bereitet Thieme den Weg für eine bessere Medizin und mehr Gesundheit im Leben.

Thieme